国家级实验教学示范中心

全国高等院校医学实验教学规划教材

供临床、预防、基础、口腔、麻醉、影像、药学、检验、护理、法医、中医等专业使用

临床前基础医学
综合实验教程

第 2 版

U0324445

主　编　李桂忠　姜怡邓

主　审　袁文俊　王树人

副主编　李光华　杨晓玲　徐　华　金少举

编　委　(按姓氏汉语拼音排序)

曹　军　常　越　党　洁　丁　娟

韩　梅　胡淑婷　姜怡邓　焦海燕

金少举　景　丽　李光华　李桂忠

聂黎虹　彭　涛　秦　毅　孙玉宁

陶　虹　田　珏　徐　华　杨晓玲

杨晓明　张　茜　张莲香　张琳娜

张鸣号　周　娅

科学出版社

北　京

内 容 简 介

本教材以人体重要系统主要器官的典型疾病为引导、以问题为中心的编写方式,把分散在许多基础与临床学科中的基础医学知识和人体疾病融合成一个相互渗透、相互支撑的知识体系,把典型的临床病例、常见疾病和复制疾病动物模型有机地融入实验教学过程中,培养学生掌握基本操作技能、发现问题、综合解决问题的能力。教材内容涉及脊髓损伤、糖尿病、急性细菌性腹膜炎、酸碱平衡紊乱、失血性休克及其抢救、血液循环机能障碍、缺氧与呼吸功能不全、实验性肝损害致肝功能障碍、急性肾功能衰竭、乳腺癌分子生物学诊断、产前诊断等内容,同时附以家兔常用急性实验操作训练和相关的生理指标正常值。

本教材适合临床、预防、基础、口腔、麻醉、影像、药学、检验、护理、法医、中医等专业师生及相关工作人员使用。

图书在版编目(CIP)数据

临床前基础医学综合实验教程 / 李桂忠,姜怡邓主编 . —2 版 . —北京:科学出版社,2014.3
国家级实验教学示范中心全国高等院校医学实验教学规划教材
ISBN 978-7-03-039904-5

Ⅰ. 临… Ⅱ. ①李… ②姜… Ⅲ. 实验医学-医学院校-教材 Ⅳ. R-33

中国版本图书馆 CIP 数据核字(2014)第 038599 号

责任编辑:王 颖 周万灏 / 责任校对:邹慧卿
责任印制:徐晓晨 / 封面设计:范璧合

版权所有,违者必究。未经本社许可,数字图书馆不得使用

科 学 出 版 社 出版
北京东黄城根北街 16 号
邮政编码:100717
http://www.sciencep.com

北京厚诚则铭印刷科技有限公司 印刷
科学出版社发行 各地新华书店经销

*

2008 年 9 月第 一 版 开本:787×1092 1/16
2014 年 3 月第 二 版 印张:8
2016 年 1 月第四次印刷 字数:186 000

定价:38.00元
(如有印装质量问题,我社负责调换)

第2版前言

随着人类对自身认识的不断深入和医学模式发生科学的转变,为社会培养具备一定实践能力的创新性医学人才成为我国五年制医学院校人才培养的主要工作。长期以来,在医学教育过程中"基础、临床、实习"三段式传统教学模式占据了非常重要的位置,尽管这种以学科为主的教学模式是由医学基础课、专业基础课向专业课顺序过渡的过程,是系统性比较强的教学模式,其效果值得肯定,但在医学教育蓬勃发展、各学科新知识、新技术层出不穷的新形势下,存在课程间横向联系较少、内容交叉重复多、基础与临床脱节的弊端,导致学生不易将其所学内容连贯成一个完整的医学知识体系,另外基础教学与临床教学环节衔接不够紧密,不利于对医学生发现问题、分析问题和解决问题能力的培养,在进入临床实践之后,由于基础知识遗忘过多,不能科学、合理、正确地应用系统的知识体系分析临床现象,制定合理、有效的治疗方案。因此,在一定程度上解决上述问题,建设一门适合五年制高等医学教育对实用型医学人才培养的基础医学综合课程已势在必行。

医学具有理论系统性强、理论与实践联系紧密、出现的问题错综复杂等特点,加上个体之间存在的差异,会产生许多需要用机体整体结构和功能关系来分析、解决的现象及问题,而实施临床前期基础医学综合性课程是一种积极、主动的教学模式,可以有效地凸显基础与临床知识的"双向渗透"效果。"临床前"指的是医学生从基础向临床过渡、从理论向实践过渡的阶段,是为进入临床阶段学习打下坚实理论基础的关键时期,本着以疾病为中心、淡化学科界限、突出基础与临床间联系、加强基本理论、基础知识和基本技能培养的人才培养原则,我们建设了一门把基础医学与临床医学有机结合的新型独立实验课程,该课程囊括了解剖学、组织学、生理学、生物化学、病原微生物学、病理学、病理生理学、药理学等多学科的部分知识和内容,以实验课程为载体,以疾病为中心,纵贯部分系统、器官的问题,辐射临床课程的部分疾病和知识点,切实解决了学生在学习过程中的实际问题,融知识、素质、能力的同步培养为一体,是一门全新的桥梁课程,相信在课程实施的过程中,对于基本实验技能通过动物模型的制备,对机能、代谢、形态学改变和药物干预后的效果进行观察与分析,采用先进的实验仪器、实验技术和实验方法进行训练得以实现,通过基础联系临床,临床"反哺"基础为纽带,既培养了医学生学习的浓厚兴趣,使学生以更加扎实的基础知识及技能、更明确的学习目的进入临床学习,使得"三基"训练更加到位,也使得学生对后续的临床课程学习有了一个概括性的了解,为将来更好地把基础知识应用到临床的实际学习和工作中打开一个突破口。

为了顺利实施该课程,同时本着实现理论知识融合、编写结构合理、实验方法先进、理论联系实际的原则,在第1版教程的基础上,纠正了发现的问题并增添了两个新的章节内容,我们再次编写并出版《临床前基础医学综合实验教程》,内容涉及脊髓损伤、糖尿病、急性细菌性腹膜炎、酸碱平衡紊乱、失血性休克及其抢救、血液循环机能障碍、缺氧与呼吸功能不全、实验性肝损害致肝功能障碍、急性肾功能衰竭、乳腺癌分子生物学诊断、产前诊断等内容。

由于编者水平有限,教材的内容与形式难免存在不妥之处,恳请广大读者、同行和专家批评指正。

张建中

2014 年 1 月

第1版前言

随着医学模式的转变,为社会培养应用性与创新性人才,成为我国五年制医学院校人才培养的主要工作。基础医学的教学模式,在医学教育蓬勃发展、各学科新知识、新技术不断涌现的今天,已渐露弊端。虽然传统的以学科为中心的教学模式,由医学基础课、专业基础课向专业课的顺序过渡,是系统性比较强的传统课程结构,效果肯定。但这个模式存在前、后期课程分离,使学科课程之间横向联系不够,导致学生不易将其连贯成一个完整的基础知识体系。同时基础与临床衔接不够紧密,不利于医学生认知结构的迁移,在进入临床实践过程中,基础知识遗忘过多,不能有效地利用基础知识分析临床现象,拿出合理的治疗方案。因此,建设一门适应五年制高等医学教育对实用型医学人才培养的基础医学综合实验课程已势在必行。

医学是一门实践性很强的学科,在探索淡化学科界限、整合课程内容的教学改革中,我们认识到实验教学并不单单是对理论课内容的验证,在实验过程中,由于个体间的差异,会产生许多需要用机体整体结构和功能关系来分析和解决的现象及问题,它是一个能将所学知识很好连结起来的教学形式。而实施临床前期基础医学综合性课程教学是一种积极模式,可以有效的增加基础与临床的"双向渗透"。临床前期指的是医学生从基础向临床过渡、从理论向实践过渡的阶段,是为进入临床阶段打下基础的关键时期。为了适应新时期人才培养的需要,结合我院的实际情况,本着以疾病为中心、淡化学科界限、突出基础与临床间联系、加强基本理论、基础知识和基本技能培养的人才培养原则,我们建设了临床前基础医学综合实验课程,该课程实施以重要系统主要器官的典型疾病为引导的、以问题为中心的教学方式,把分散在各学科中的医学知识连成一个相互渗透、相互支撑的知识体系。使医学生在进入临床课程前较早地接触临床知识,充分调动学生主动学习的积极性,促使其由"要我学",向"我要学"转变,通过复习相关知识,查阅有关文献,提出实施或治疗方案,提高医学生分析问题、解决问题的能力,有利于应用型与创新型人才的培养。

为了使这门课程顺利实施,同时本着重调动学生的学习积极性的原则,我们编写了《临床前基础医学综合实验教程》。内容涉及脊髓损伤的解剖基础与相关临床问题综合、实验酸碱平衡紊乱、家兔失血性休克及其抢救、血液循环机能障碍、缺氧与呼吸功能不全、糖尿病、急性细菌性腹膜炎、实验性肝损害致肝功能障碍、肾功能衰竭。本教材在第三学年秋季教学中使用。

由于水平有限,教材的内容与形式难免存在不妥之处,恳请广大读者、同行和专家批评指正。

王燕蓉 曹 军

2008 年 7 月

目　　录

第一章 脊 髓 损 伤

一、实验目的与要求

(1) 复习脊髓的解剖形态结构。
(2) 提高学生收集相关资料以及综合分析、解决问题的能力。
(3) 培养开拓学生的逻辑推理和创新性思维能力,使学生了解科研的基本过程与思路。
(4) 充分认识神经系统的复杂性,同时要重视神经系统的重要性。

二、实 验 内 容

(一) 解剖相关基础课程知识

脊髓的外形和内部结构。

1. 脊髓的外形(图 1-1) 脊髓(spinal cord)表面借前、两条位于脊髓正中的纵行沟分为对称的左右两半。前面的纵沟较深,称前正中裂;后面的纵沟较浅,称后正中沟。此外,在脊髓表面还有两对外侧沟,即前外侧沟和后外侧沟,分别有脊神经的前根和后根的根丝附着。

脊髓具有明显的节段性。组成每一对脊神经前、后根的根丝附着于脊髓的范围称为一个脊髓节段。因为脊神经有 31 对,脊髓也分为相应的 31 个节段:8 个颈节(C)、12 个胸节(T)、5 个腰节(L)、5 个骶节(S)和 1 个尾节(Co)。

在人类胚胎 3 个月以后,由于人体脊柱的生长速度较脊髓快,导致成人脊髓与脊柱的长度不相等。脊髓节段与脊柱的节段不能完全对应。了解脊髓节段与椎骨的对应关系,对脊髓病变和麻醉平面的判断,具有重要的意义。在成人的推算方法是:上颈髓节($C_{1\sim4}$)大致与同序数的椎骨相对应;下颈髓节($C_{5\sim8}$)和上胸髓节($T_{1\sim4}$)约与同序数椎骨的上 1 节椎体平对;中胸部脊髓节段约与同序数椎骨的上 2 节椎体平对;下胸部脊髓节段($T_{9\sim12}$)约与同序数椎骨的上 3 节椎体平对;腰髓节约平对第 10~12 胸椎;骶髓和尾髓约平对第 1 腰椎。故此,腰、骶、尾的脊神经前后根丝在脊髓蛛网膜下腔内下行一段距离再出相应的椎间孔,这些脊神经根丝形成马尾(图 1-2)。

2. 脊髓的内部结构 在脊髓的横切面上(图 1-3,图 1-4),可见脊髓由位于中部的"H"形或蝶形的灰质和位于灰质周围的白质组成,正中央为管腔狭小的中央管,纵贯脊髓全长,内含脑脊液。每侧灰质的前部扩大为前角;后部较狭细的部分为后角;前角和后角之间的区域称中间带。在胸髓和上 2~3 节腰部脊髓,中间常向外伸出侧角,中央管前后的灰质为前、后灰质连合,白质借脊髓表面的 3 条纵行沟分为 3 个索:前正中裂与前外侧沟之间的为前索;后外侧沟与后正中沟之间的为后索;前后外侧沟之间的为外侧索。在灰质前连合前方,有左、右越边的横行纤维称白质前连合;在后角基部的外侧与白质之间,灰、白质混合交织为网状结构,在颈部脊髓最为明显。

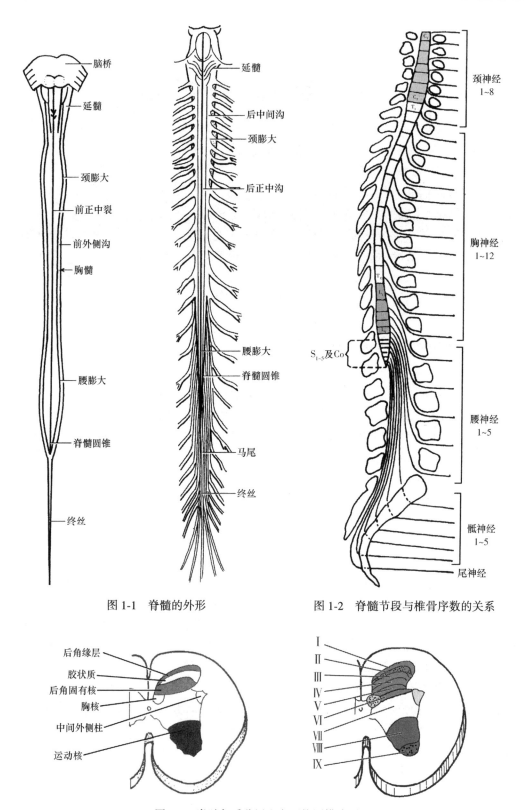

图 1-1 脊髓的外形

图 1-2 脊髓节段与椎骨序数的关系

图 1-3 脊髓灰质分层和主要核团模式图

（1）脊髓灰质：由大小不等的多极神经元、神经胶质细胞和毛细血管等组成。在横切面上多数神经元的胞体组合成群或成层，形成边界较分明的神经核（图 1-3）。在脊髓纵切面上这些细胞群沿脊髓纵轴排列成柱。

根据 Rexed 等（1950 年）对脊髓灰质细胞构筑的研究，可以把脊髓灰质分成 10 个板层（图 1-3）。从后向前分别用罗马数字 Ⅰ~Ⅹ命名。该分层模式已被广泛地用于描述脊髓灰质的构筑。

Ⅰ层：边界不清，内含后角边缘核，接受后根的传入纤维。

Ⅱ层：相当于胶状质，纵贯脊髓全长，由大量密集的小型细胞组成，对分析加工传入脊髓的感觉信息尤其是痛觉信息起重要作用。

Ⅲ层：与Ⅰ、Ⅱ层平行，神经元胞体较Ⅱ层略大。

Ⅳ层：较厚，细胞大小不一。Ⅲ、Ⅳ板层内含后角固有核，此两层接受大量的后根传入纤维。

Ⅴ层：位于后角颈部，可分为内、外两部分。外侧部细胞较大，与白质的边界不清，形成网状结构（网状核）。该部的许多细胞发出轴突越边到对侧，参与组成脊髓丘脑束。

Ⅵ层：位于后角基底部，于颈、腰膨大处明显，主要接受与深部感觉有关的后索内传入纤维。

Ⅶ层：占据中间带大部，内含几个易于分辨的核团：中间外侧核位于 T_1~L_2（或 L_3）节段的侧角，是交感神经节前神经元胞体所在处，该核中的神经元发出节前纤维经前根入脊神经，再经白交通支到交感干。中间内侧核位于第 Ⅹ 层外侧，纵贯脊髓全长，接受后根内脏感觉纤维的传入。胸核又叫背核或 Clarke 柱，该核仅见于 C_8~L_2脊髓节段，位于后角根内侧部，发出纤维参与脊髓小脑后束的组成。骶副交感核，位于 $S_{2~4}$节段Ⅶ层的外侧部，是支配盆腔脏器的副交感神经节前神经元胞体所在的部位。

Ⅷ层：位于前角，由中间神经元组成，接受大量来自脑部的下行纤维，并发出纤维至第Ⅸ层的前角运动神经元。

Ⅸ层：位于前角最腹端，由前角运动神经元等组成。在颈、腰骶膨大处，前角运动神经元分为内、外侧两群。内侧群称前角内侧核，位于前角腹内侧部，支配躯干固有肌，外侧群称前角外侧核，位于前角前外侧部，支配四肢肌。前角运动神经元包括 α-运动神经元和 γ-运动神经元。α-运动神经元支配髋关节的梭外骨骼肌纤维，直接引起关节的运动；γ-运动神经元胞体小，支配梭内骨骼肌纤维，调节肌张力。

脊髓前角运动神经元接受锥体系和锥体外系的下行信息，成为运动传导通路的最后公路。若前角运动神经元或其轴突受损，可导致其所支配的骨骼肌瘫痪并萎缩，肌张力降低，腱反射减退或消失，称为弛缓性瘫痪（如脊髓灰质炎）。

Ⅹ层：为中央管周围的灰质，部分后根传入纤维终止于此层。

（2）脊髓白质：脊髓白质主要由纵行的纤维束构成，各纤维束的界线并不很清楚，而且不少的纤维束之间相互重叠并行。因此，图 1-4 所提供的各纤维束的位置，仅表示该纤维束集中的部位。

脊髓白质中的纤维束包括长的上、下行纤维束和短的固有束。长上行纤维束将各种感觉信息传递到丘脑，小脑等脑部；长下行纤维束将脑部的运动信息下传到脊髓，短的固有纤维完成脊髓各节段间的联系，其起止均在脊髓内，紧靠灰质分布，组成脊髓固有束。

1）长上行纤维束（或称感觉传导束）：①薄束和楔束：位于后索，是同侧后根内侧部粗

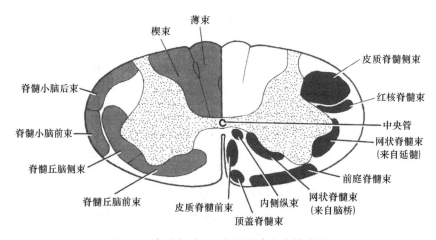

图 1-4　脊髓白质上下行纤维束发布模式图

纤维的直接延续。薄束起自同侧 T_5 以下脊神经节细胞的中枢突;楔束起自同侧 T_4 以上脊神经节细胞的中枢突。这些脊神经节细胞的周围突分布到躯干、四肢的肌、肌腱、关节、韧带、骨膜等深部感受器(本体感觉感受器)以及皮肤的精细触觉感受器;中枢突经后根内侧部入脊髓组成薄、楔束上行,分别止于延髓薄束核和楔束核。薄束和楔束分别传导来自身体同侧下半部和上半部的本体感觉(肌、肌腱、关节、骨膜的位置觉、运动觉和振动觉)以及精细触觉(如辨别两点之间的距离和物体的质地、纹理粗细)。②脊髓小脑后束:位于外侧索周边的后部,起自同侧 L_2 以上的背核,上行经小脑下脚止于小脑皮质。传导来自同侧躯干下部和下肢的本体感觉(肌梭和腱器),反馈其活动的信息至小脑,参与调节下肢肌张力和肌肉间的共济协调等过程。③脊髓小脑前束:位于外侧索周边的前部,起自双侧(以对侧为主)腰髓以下节段 V~IX 层,经小脑上脚入小脑皮质。④脊髓丘脑束:分为位于外侧索前半部的脊髓丘脑侧束和位于前索的脊髓丘脑前束。脊髓丘脑束起自对侧脊髓灰质的 I 层和 IV~VIII 层细胞,以颈、腰骶膨大处最为集中。纤维经白质前连合越边至对侧,在上 1~2 节对侧白质外侧索和前索上行,终止于背侧丘脑。脊髓丘脑束传导对侧半躯干和肢体的痛觉、温度觉和轻触觉。一侧脊髓丘脑束损伤,对侧损伤平面 1~2 节以下区域痛温觉减退或消失。

2) 长下行纤维束(或称运动传导束):①皮质脊髓束:起自大脑皮质中央前回中、上部和中央旁小叶前部,下行至延髓下部锥体,大部分纤维越边到对侧于脊髓侧索后部下行,称为皮质脊髓侧束。该束纵贯脊髓全长,沿途发出纤维止于同侧脊髓灰质,支配上、下肢骨骼肌的随意运动。少数皮质脊髓束纤维在延髓不交叉而直接下行于脊髓前索的最内侧称为皮质脊髓前束,该束止于双侧的前角运动神经元,支配双侧躯干肌的随意运动。因此,支配上、下肢骨骼肌随意运动的脊髓前角运动细胞只接受对侧大脑皮质运动中枢的纤维,而支配躯干肌随意运动的前角运动神经元则受双侧大脑皮质运动中枢的控制。②前庭脊髓束:起自前庭神经外侧核,向下行于同侧前索外侧部,止于板层 VIII 和部分板层 VII。主要兴奋躯干肌和肢体的伸肌,在调节身体平衡中起重要作用。③红核脊髓束:位于外侧索皮质脊髓侧束前方。该束起自中脑红核,纤维交叉至对侧在脊髓外侧索下行,终止于上位颈髓的 V~VII 层,此束对支配屈肌的脊髓前角运动神经元有较强的兴奋作用,它与皮质脊髓束一起对肢体远端肌肉运动发挥重要影响。④顶盖脊髓束:起自对侧中脑上丘,纤维行经中脑水管周围灰质腹侧与被盖背侧之间,交叉越边下行于脊髓前索,止于上颈髓Ⅵ、Ⅶ层,参与完成视听反射。⑤网状脊髓束:起自脑桥和延髓网状结构,大部分纤维在同侧下行于白质前索和外侧索前内侧部,止于Ⅶ、Ⅷ层。该束主要参与对躯干和肢体近端肌肉运动的控制。⑥内侧纵束:主要起自双侧前庭神经核,于前索下行至颈髓,止于Ⅶ、Ⅷ层,主要协调眼球的运动和头、颈部的运动。

(二) 临床典型病例分析、讨论与救治

要求同学们查阅所列病案涉及的相关临床学科内容,对病案进行分组讨论。试分析患者引起左侧小腿瘫痪的原因和处理原则。

> **【临床病例】**
>
> 　　男性,38 岁,入院前 3h 在高速公路上发生车祸,被人施救后即感觉胸部、腰背部疼痛剧烈,胸背部后突畸形明显,左侧下肢运动消失,右下肢麻木。大小便失禁,呼吸正常,双上肢活动良好,腹部无异常。X 线片检查:胸 10 椎体骨折,畸形,左侧胫、腓骨下端骨折。
>
> 　　专科情况:头颅无异常,颅神经无异常,上肢活动好,胸背部后突畸形明显,压痛、叩痛明显。腹壁反射存在,肛门反射、提睾反射存在,左侧小腿肌力 0 级,左足肿胀,左侧膝腱反射、跟腱反射未引出,左侧病理征阴性,右侧膝以下疼痛觉消失。
>
> 　　诊断:①胸 10 爆裂骨折伴左下肢偏瘫。②左侧胫、腓骨下端骨折。

【病因】

外伤、刀物刺伤或棒伤等引起脊髓切断,脊髓出血或脊柱骨折使脊髓挫伤,以及一般病毒感染引起的急性横贯性脊髓炎、周围神经病变、脊髓血管病变、脊髓压迫性病变、变性疾病等均可出现截瘫。

【分类】

1. 弛缓性截瘫　以双上肢或双下肢肌张力减低,腱反射减低或消失为特征。

(1) 上运动神经元性弛缓性截瘫:瘫痪程度不等,可以是不完全性或完全性。

(2) 下运动神经元性弛缓性截瘫:由于突然或急性脊髓完全横断性病损导致脊髓休克状态,而表现为弛缓性截瘫。

2. 痉挛性截瘫　略。

【病变部位】

1. 脑性截瘫　偶见于旁中央小叶脑膜瘤或大脑前动脉梗死。患者双下肢呈上运动神经元性截瘫。

2. 遗传性痉挛性截瘫　本病是一组家族性遗传性疾病。多于儿童期或青春期起病,男性多见。主要表现为:缓慢起病,逐渐进展的双下肢痉挛性截瘫,肌张力增高明显,行走时呈剪刀步态,病理反射阳性,多数患者伴有骨骼发育异常如弓形足、平跖足等。头 CT 及MRI 多数正常。

3. 脊髓性截瘫

(1) 胸髓病损性截瘫:其横贯性损害的共同特点是双下肢上运动神经元损害,病灶以

下深浅感觉障碍,腱反射亢进。

（2）腰髓以下各部位病损:包括腰膨大、圆锥及马尾3个部分。以上3个部分病变后的共同特点:双下肢下运动神经元性瘫痪、双下肢和鞍区疼痛及感觉障碍、括约肌功能障碍。

4. 下运动神经元弛缓性截瘫

（1）多发性神经炎(末梢神经炎或多发性神经病):临床以四肢远端对称性感觉、运动及自主神经功能障碍为特征。可在任何年龄发病,大部分患者症状经数周至数月的发展,临床表现为四肢远端对称性深浅感觉障碍,针刺感、蚁爬感、灼热感,以后可出现疼痛、痛觉过敏、感觉减退或消失,皮肤及肌肉有触痛或压痛。感觉障碍呈手套-袜套样。四肢远端对称性下运动神经元性的运动障碍。

（2）糖尿病性截瘫。

（3）马尾神经病变:表现双下肢弛缓性截瘫。

（4）急性感染性多发性神经炎:起病常有双下肢无力,并逐渐加重并向上发展,瘫痪程度下肢重于上肢,呈弛缓性截瘫,腱反射减弱或消失,无锥体束病损的体征。

【脊髓不同节段病损的临床特征】

1. 枕大孔区

（1）病因:外伤、肿瘤、脊髓空洞症、多发性硬化、寰枢椎脱位以及颅颈交界区的骨骼异常。

（2）症状:运动颈项时疼痛加剧。疼痛可放射至肩部或同侧臂部,痉挛性肢瘫表明运动系统受累。皮质脊髓束受压迫的典型表现,开始是同侧上臂肌无力,随即同侧下肢和上肢瘫痪。

2. 上位颈段脊髓　产生类似于枕大孔区压迫性病变的症状,患者的瘫痪可以表现为偏瘫,后进展成为四肢瘫。

3. 下位颈段脊髓和上位胸段脊髓　在颈5~胸1平面的脊髓和神经根压迫,最常见的症状为肩部或上臂的根性疼痛,后继发反射、运动和感觉障碍。

在颈4~颈6平面的病变,则呈现上臂、前臂和拇指桡侧疼痛。

在颈7~胸1平面的病变,则呈现上臂、前臂和手的尺侧疼痛。

在胸1~胸2平面的病变,则疼痛放射至肘部和手,而且并有手的尺侧感觉异常。

在颈7~胸2平面的病变,才会造成手肌无力及肌萎缩。

4. 胸段脊髓平面　胸段平面病变病情发展很快,出现疼痛之后,很快出现瘫痪、感觉丧失和腱反射异常,最后发生括约肌功能障碍。

5. 腰段脊髓平面　腰膨大支配下肢运动,此处病变引起下肢弛缓性瘫痪,腰髓受损的感觉障碍在下肢及鞍区。

6. 脊髓圆锥和马尾　脊髓圆锥和马尾损伤的临床表现见表1-1。

表 1-1　脊髓圆锥和马尾损伤的临床表现

症状	圆锥	马尾
自发性疼痛	罕见且不严重;在会阴或大腿呈双侧性对称分布	往往很显著且严重,不对称性的根性分布
运动障碍	不严重,对称性,肌纤维颤动罕见	可以很严重,不对称性,瘫痪肌有纤颤
感觉障碍	呈马鞍型,双侧,对称,感觉分离	呈马鞍型,可能不对称,无感觉分离
腱反射改变	圆锥上位:仅跟腱反射消失圆锥部:跟腱反射和膝反射存在	跟腱反射和膝反射可能丧失

续表

症状	圆锥	马尾
括约肌障碍	早期出现且严重(二便失禁)	晚期出现且不严重
急性性功能障碍	早期受累	不严重
起病形式	急性且为双侧	逐渐起病且为单侧

【外伤导致脊髓损伤后的抢救和治疗原则】

1. 急救搬运

（1）原则：对怀疑有脊柱、脊髓损伤者，一律按脊柱骨折处理。搬动伤员需 3~4 人，动作要轻柔，要协调一致，平起平放，勿使患者脊柱前后晃动或扭转。切忌一人抬上身，另一人搬腿的做法，因其不但会增加患者的痛苦，还可使将碎骨片向后挤入椎管内，加重了脊髓的损伤，可使脊髓与神经的部分挫伤变为完全断裂。

（2）正确搬动伤员方法：采用担架，木板甚至门板运送。先使伤员双下肢伸直，木板放在伤员一侧，三人用手将伤员平托至木板上，或二、三人采用滚动法，使伤员保持平直状态，成一整体滚动至木板上。有颈椎损伤者，应保持其颈部中立位，而旁置沙袋以防摆动和扭转，如不得已使用软担架时，应让伤员呈俯卧位。并使伤员呈 30°~40° 的头低足高位。

2. 治疗原则

（1）脊柱骨折、脱位的处理：若伤员有明显的脊柱骨折脱位，应作颅骨牵引。合适的固定，防止因损伤部位的移动而产生脊髓的再损伤。一般采用颌枕带牵引或持续的颅骨牵引。

（2）脊髓损伤后的手术治疗

1）手术治疗：解除对脊髓的压迫和恢复脊柱的稳定性。

2）治疗原则：①开放性脊髓损伤的减压手术：首要任务是控制休克；其次是在应用抗生素的情况下进行及时、细致而彻底的清创术；对于脊髓组织和马尾神经有压迫迹象者，应做椎板切除术，去除游离骨片和异物。②依不同情况可进行：脊髓减压手术、脊髓脊神经手术等。

（3）脊髓损伤的非手术疗法：减轻脊髓水肿和继发性损害。

1）脊髓损伤的局部降温疗法。

2）脊髓损伤的高压氧疗法。

3）脊髓损伤的药物疗法：①脱水疗法；②利尿药物；③肾上腺皮质激素；④抗儿茶酚胺药物；⑤抗纤维蛋白溶解药物；⑥低分子右旋糖酐。

（4）脊髓损伤患者的康复

1）思想教育。

2）物理治疗：①按摩；②电疗；③水疗。

3）功能锻炼。

4）功能性电刺激。

5）职业训练。

6）畸形的防治：①畸形的预防；②畸形的矫治。

（三）动物实验

兔脊髓半横断模型制作、术后检测和观察与分析。

1. 实验材料

（1）实验动物：选用 1.5~2.5kg 健康的青紫蓝兔或中国白兔，雌雄不限。

（2）实验试剂：10% 水合氯醛、75% 乙醇、生理盐水。

（3）实验用品和仪器：消毒棉球，纱布，10ml 注射器，兔固定台，常用手术器械（如手术刀、手术剪、组织镊、血管钳、持针器、缝合针），咬骨钳，开胸器，电动剃须刀，便携式吸尘器等。

2. 制作动物模型

（1）麻醉与体位：实验兔用 10% 水合氯醛耳缘静脉缓慢注射麻醉（300~350mg/kg，1ml/min）后，俯卧位置于手术台上，固定四肢和头部，剃除背部脊柱区兔毛，用便携式吸尘器吸去碎毛残渣。

（2）打开椎板：75% 乙醇消毒，用手术刀沿 $T_{8~12}$、$L_{1~3}$ 背部正中线棘突作一长切口，切开皮下脂肪和深筋膜直达棘突及棘上韧带，将椎旁肌从棘突和椎板表面剥离牵开，显露出 $T_{10~12}$ 的椎板和棘突。用咬骨钳咬除 $T_{10~12}$ 的棘突，小心咬除 $T_{10~12}$ 的椎板，暴露脊髓。在打开椎板时要注意避免损伤血管，如有出血可用棉球止血。

（3）半横断脊髓：在显露的脊髓背部正中剪开硬脊膜和蛛网膜，沿纵向作一切口，用锋利的尖刀片在脊髓后正中沟向一侧横行切开，达中央导水管，注意保留脊髓背静脉、两侧的脊髓背动脉和脊髓腹动脉。发现一侧躯体及下肢痉挛性抽搐后瘫痪，证明已成功，仔细止血，依次缝合椎旁肌、筋膜和皮肤，再次消毒术口皮肤，纱布覆盖包扎，不放引流条。

（4）术后护理：术后在室温下保持自然照明，在兔笼内放置食物（如胡萝卜、大白菜、卷心菜等），饮水不加限制。

3. 观测模型动物各项指标

（1）感觉功能检测：待实验家兔清醒后，针刺损伤侧和对侧肢体和躯干，比较双侧肢体和躯干对刺激的反应，并将结果记录在实验记录本上。

（2）运动功能测定：通过观察动物损伤侧和对侧肢体爬行及后蹬能力，观测肌肉运动情况，对双侧情况进行比较并将结果记录在实验记录本上。

（3）其他内容观察：如饮食、呼吸、大小便、体表温度等。

4. 结果分析和讨论　根据兔脊髓半横断后的检测结果，结合解剖学知识，分析原因。

（1）结合兔脊髓半横断后的症状分析脊髓损伤后表现。

（2）进一步推断在脊髓和脑干不同部位损伤后的临床表现。

三、脊髓损伤治疗的临床进展

（一）中医中药

电针、银杏叶、刺五加等。

（二）细胞移植

1. 干细胞移植

（1）胚胎干细胞（ESCs）：胚胎干细胞属于全能干细胞，可在未分化状态下无限增殖，在适当的培养条件下可以分化为各种神经细胞。不足：目前的研究大多是在体外将 ESCs 分化成神经前体细胞再进行移植，由于各个国家都存在伦理、道德与法律上的争议，也对 ESCs

植入部位形成肿瘤的危险性提出质疑,使 ESCs 的临床应用受到限制。

(2) 神经干细胞:是一种具有高度增殖和高度自我更新能力的细胞,它的子细胞能够分化产生神经系统的各类细胞,且经过多次分裂后仍能稳定地保持自身的特性。目前认为神经干细胞作用于脊髓损伤的机制可能有以下几点:

1) 神经干细胞分化后产生的神经元和胶质细胞可以分泌多种神经营养因子,改善脊髓局部的微环境,启动再生相关基因的顺序表达使轴突开始再生,它们同时产生多种细胞外基质,填充脊髓损伤后遗留的空腔,为再生轴突提供支持物。

2) 补充外伤后缺失的神经元和胶质细胞。

3) 使残存脱髓鞘的神经纤维和新生的神经纤维形成髓鞘,保持神经纤维的完整性。

(3) 骨髓间充质干细胞:实验证明在一定条件的诱导下,骨髓间充质干细胞可成为神经元样细胞。

(4) 脐血干细胞:近来研究表明,脐血干细胞在体外培养或体内移植后可分化成神经干细胞,并可促进神经损伤动物的功能恢复。因脐血干细胞来源广泛,具有免疫源性低、可塑性强、体外诱导分化好等特点,有很好的应用前景。

2. 干细胞移植方式

(1) 脊髓损伤部位原位移植:在脊髓损伤手术治疗中,将干细胞直接移植到损伤区周围,可促进神经细胞功能的改善和恢复。但要把握手术时机并不太容易,尤其是急诊手术。

(2) 脑脊液途径移植:可选择合适时机进行干细胞移植,通过椎体穿刺将干细胞注入脑脊液中,干细胞会迁移至脊髓损伤部位并修复受损的神经细胞。此种方法简便易行,可重复性好。

(3) 静脉途径移植。

3. 展望 随着对神经生物学和再生医学研究的不断深入,干细胞移植治疗脊髓损伤已表现出广阔的应用前景,骨髓间充质干细胞诱导分化为神经干细胞是目前最具挑战性的研究课题。虽然基础研究和动物实验已取得可喜的进展,但仍存在一些问题尚待解决:

(1) 脊髓损伤的程度、病程与干细胞治疗的效果尚无明确的相关标准。

(2) 骨髓间充质干细胞分化的神经干细胞是否可以替代损伤的脊髓神经细胞尚存在争议,是结构的替代,还是功能的替代还未得到明确的答案。

(3) 干细胞对脊髓损伤后神经功能改善的机制尚不明确。随着对干细胞研究的不断深入干细胞移植将成为治疗脊髓损伤的有效手段。

思考题

(1) 根据人体脊髓的解剖结构特点,分析第 10 胸椎爆裂骨折有可能损伤哪个脊髓节段?典型的左侧脊髓半横断损伤会累及脊髓中的哪些传导束与核团?患者将会有哪些临床体征?

(2) 如何鉴别本临床病例中左下肢瘫痪是由于第 10 胸椎爆裂骨折所致,还是因胫、腓骨骨折引起的?

附:肌力是指肌肉或肌群收缩的力量。肌力评定在评估肌力大小、确定肌力障碍程度、制定康复治疗方案、评定康复疗效、判断预后等方面所采用。

肌力的分级:

0 级:肌肉完全麻痹,触诊肌肉完全无收缩力。

Ⅰ级:肌肉有主动收缩力,但不能带动关节活动(可见肌肉轻微收缩)。

Ⅱ级：可以带动关节水平活动，但不能对抗地心引力（肢体能在床上平行移动）。

Ⅲ级：能对抗地心引力做主动关节活动，但不能对抗阻力，肢体可以克服地心引力，能抬离床面。

Ⅳ级：能对抗较大的阻力，但比正常者弱（肢体能做对抗外界阻力的运动）。

Ⅴ级：正常肌力（肌力正常，运动自如）。

参 考 文 献

孙天胜.2007.以进化论的观点评价细胞移植治疗脊髓损伤.中国脊柱脊髓杂志,17(09):22~23.

胥少汀,葛宝丰,徐印坎.2007.实用骨科学.北京:人民军医出版社.

杨明亮.2003.脊髓损伤治疗现状及存在问题.中国康复理论与实践,9(2):69~70.

杨天祝.2002.临床应用神经解剖.北京:中国协和医科大学出版社.

赵定麟.2006.现代脊柱外科学.上海:上海世界图书出版公司.

（秦　毅　张莲香）

第二章 糖 尿 病

一、实验目的与要求

（1）理解糖尿病的发病机制。

（2）了解糖尿病的临床表现和并发症。

（3）解释糖尿病临床表现和并发症的可能机理。

（4）培养学生科研思路。

二、实验内容

（一）相关知识回顾

1. 糖尿病病因和发病机制

（1）病因：糖尿病（diabetes mellitus，DM）的病因十分复杂，但归根到底则是由于胰岛素绝对或相对缺乏，或胰岛素抵抗。因此，在 B 细胞产生胰岛素、血液循环系统运送胰岛素以及靶细胞接受胰岛素并发挥生理作用这三个步骤中任何一个发生问题，均可引起糖尿病。

1）胰岛 B 细胞水平：由于胰岛素基因突变，B 细胞合成变异胰岛素，或 B 细胞合成的胰岛素原结构发生变化，不能被蛋白酶水解，均可导致 1 型糖尿病的发生。而如果 B 细胞遭到自身免疫反应或化学物质的破坏，细胞数显著减少，合成胰岛素很少或根本不能合成胰岛素，则会出现 2 型糖尿病。

2）血液运送水平：血液中抗胰岛素的物质增加，可引起糖尿病。这些对抗性物质可以是胰岛素受体抗体，受体与其结合后，不能再与胰岛素结合，因而胰岛素不能发挥生理性作用。激素类物质也可对抗胰岛素的作用，如儿茶酚胺、皮质醇在血液中的浓度异常升高时，可致血糖升高。

3）靶细胞水平：受体数量减少或受体与胰岛素亲和力降低以及受体的缺陷，均可引起胰岛素抵抗、代偿性高胰岛素血症。最终使 B 细胞逐渐衰竭，血浆胰岛素水平下降。胰岛素抵抗在 2 型糖尿病的发病机制中占有重要地位。

（2）糖尿病发病确切机制目前尚未完全阐明，传统学说认为与以下因素有关。

1）遗传因素：举世公认，糖尿病是遗传性疾病，遗传学研究表明，糖尿病发病率在血统亲属中与非血统亲属中有显著差异，前者较后者高出 5 倍。在 1 型糖尿病的病因中遗传因素的重要性为 50%，而在 2 型糖尿病中其重要性达 90% 以上，因此引起 2 型糖尿病的遗传因素明显高于 1 型糖尿病。

2）精神因素：近十年来，中、外学者确认了精神因素在糖尿病发生、发展中的作用，认为伴随着精神的紧张、情绪的激动及各种应激状态，会引起升高血糖激素的大量分泌，如生长激素、去甲肾上腺素、胰升糖素及肾上腺皮质激素等。

3）肥胖因素：目前认为肥胖是糖尿病的一个重要诱发因，有 60% ~ 80% 的成年糖尿病患者在发病前均为肥胖者，肥胖的程度与糖尿病的发病率成正比，有基础研究材料表明：随着年龄增长，体力活动逐渐减少时，人体肌肉与脂肪的比例也在改变。自 25 岁至 75 岁，肌肉组织逐渐减少，由占体重的 47% 减少到 36%，而脂肪由 20% 增加到 36%，此系老年人，特别是肥胖多脂肪的老年人中糖尿病明显增多的主要原因之一。

4）长期摄食过多：饮食过多而不节制，营养过剩，使原已潜在有功能低下的胰岛素 B 细胞负担过重，而诱发糖尿病。现在国内外亦形成了"生活越富裕，身体越丰满，糖尿病越增多"的概念。

5）感染：幼年型糖尿病与病毒感染有显著关系，感染本身不会诱发糖尿病，仅可以使隐性糖尿病得以外显。

6）妊娠：有关专家发现妊娠次数与糖尿病的发病有关，多次妊娠易使遗传因素转弱诱发糖尿病。

7）基因因素：目前科学认为糖尿病是由几种基因受损所造成的：1 型糖尿病——人类第 6 对染色体短臂上的 HLA-D 基因损伤；2 型糖尿病——胰岛素基因、胰岛素受体基因、葡萄糖溶酶基因和线粒体基因损伤。总之，不管哪种类型的糖尿病，也不论是因为遗传易感而发病，还是环境因素、病毒感染发病，归根结底都是基因受损所致。换言之糖尿病是一种基因病。

2. 糖尿病病理

（1）糖尿病胰岛病变：胰岛 B 细胞数量减少，细胞核深染，胞浆稀少呈脱颗粒现象。A 细胞相对增多，胰岛内毛细血管旁纤维组织增生，严重的可见广泛纤维化，血管内膜增厚。1 型糖尿病（胰岛素依赖型）常发生明显的胰岛病理改变（图 2-1，图 2-2），B 细胞数量只有正常的 10%，而 1 型糖尿病患者（非胰岛素依赖型）胰岛病变较轻，在光学显微镜下约有 1/3 病例没有组织学上肯定病变，在 1 型糖尿病的早期，50% ~ 70% 病例在胰岛及周围可见淋巴细胞和单核细胞浸润，称为"胰岛炎"。

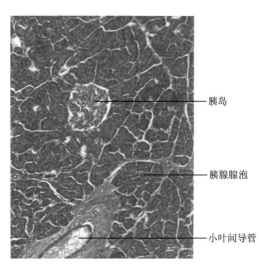

图 2-1　正常胰岛

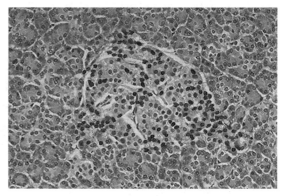

图 2-2　1 型糖尿病胰岛

（2）糖尿病血管病变：约 70% 糖尿病患者全身小血管和微血管出现病变，称为糖尿病性微血管病变。常见于视网膜、肾、心肌、肌肉、神经、皮肤等组织。基本病变是高碘酸-无色品红染色阳性物质沉着于内皮下引起微血管基膜增厚,此病变具有较高的特异性,发生在糖尿病患者的大、中动脉,包括脑动脉、椎动脉、肾动脉和心脏冠状动脉。

（3）糖尿病神经病变:糖尿病性神经病变多见于病程较长和病情控制不良患者,末梢神经纤维呈轴变性,继以节段性弥漫性脱髓鞘改变,神经营养血管亦可出现微血管改变,病变有时累及神经根,椎旁交感神经节、脊髓、颅神经和脑实质,感觉神经损害比运动神经损害明显。

3. 糖尿病主要症状

（1）糖尿病初期症状:糖尿病初期一般没有特异症状。比较突出的是不热而口渴,常喝下很多水或茶,而这些症状很容易被误以为是喝酒过后所造成的。另外,饭后 3～5h 会出现低血糖症状,有严重空腹,四肢无力,思考力降低,冒汗,异常感,手指颤抖。有时饭后血糖值会升高,一段时间后又会异常降低,然后发生上述症状。

（2）糖尿病的主要症状:糖尿病的主要症状是多尿、多饮、多食及体重减轻,即所谓"三多一少"。

1）多尿:由于胰岛素分泌减少,或虽有足量甚至过量的胰岛素,但不能充分发挥作用,使血中葡萄糖（血糖）不能有效利用而堆积升高,形成高血糖。正常时,随血流经肾脏被肾小球滤过进入肾小管,这些血糖又能被远端肾小管全部重吸收到血液,因此尿中不含葡萄糖。当血糖超过 10mmol/L（180mg/dl）时,被肾小球滤过的过高浓度的葡萄糖超过肾小管重吸收能力时,则葡萄糖随尿排出,即出现尿糖。尿中排出的葡萄糖有利尿作用,因而排尿次数增多,尿量增加,血尿糖增高。

2）多饮:多尿使人体丢失水分过多,令人烦渴多饮。排尿越多,口渴越甚,可见是多尿引起多饮,并非多饮导致多尿。

3）多食:体内的葡萄糖原来由胰岛素经过复杂的过程产生能量,用以维持体内各种脏器的生理活动,及人体各种生活及生产活动的需要,糖尿病患者血糖虽高但不能利用,因而能量缺乏,为了补偿损失,维持人体活动,患者善饥,食量大增,然而进食虽多,因葡萄糖不能充分利用,反而使血糖更高,尿糖更高,反复形成不良循环。

4）消瘦:体内能量不足,动用脂肪、蛋白质供能。由于原来储存的脂肪、蛋白质被动员作为能量来源来消耗,逐渐出现全身虚弱无力,劳动能力减退,精神萎靡不振,且严重多饮多尿可扰乱日常生活及睡眠规律,进一步加重症状。

5）大血管并发症

脑血管:患病率比非糖尿病者高 3 倍,是糖尿病患者残废或早亡的主要原因,其中堵塞性脑血管疾病多见。

心血管:患者病率比非糖尿病者高 3 倍,是糖尿病患者早亡的主要原因,以冠心病较为多见。临床特点包括冠心病发病率高而且发病时间早,女性糖尿病的心血管病变发生率增高更为明显,无痛性心肌梗死等非典型性临床表现多见等。

下肢血管:患病率比非糖尿病者高 5 倍,糖尿病下肢血管病变造成截肢者要比非糖尿病患者多 10 倍以上,是引起糖尿病患者肢体残废的主要原因。

6）微血管并发症

肾脏:患病率尿毒症比非糖尿病者高 17 倍,是糖尿病,特别是 1 型糖尿病患者早亡的主要原因。患者可有蛋白尿、高血压、水肿等表现,晚期则发生肾功能不全。

眼底:双目失明比非糖尿病者高 25 倍,是糖尿病患者残废的主要原因之一。

7）神经并发症

感觉神经:疼痛、麻木、感觉过敏。

运动神经:可见单神经麻痹引起的运动障碍,局部肌肉可萎缩。

自主神经:出汗异常、血压及心率变化、尿失禁或尿潴留、腹泻或便秘以及阳痿等。

4. 糖尿病诊断　1999 年 WHO 推荐的糖尿病诊断标准:

（1）糖尿病症状加任意时间的静脉血浆葡萄糖浓度≥11.1mmol/L(200mg/dl)。

（2）空腹静脉血浆葡萄糖浓度≥7.0mmol/L(126mg/dl)。

（3）糖耐量试验(OGTT):口服 75g 无水葡萄糖后 2 小时静脉血浆葡萄糖浓度≥11.1mmol/L(200mg/dl)。

以上三项标准中,只要有一项达到标准,并在随后的一天再选择上述三项中的任一项重复检查也符合标准者,即可确诊为糖尿病。

5. 糖尿病的药物治疗

（1）治疗目标:由于糖尿病的病因和发病机制尚未完全明了,目前还缺乏有效的病因治疗方法。治疗的目标是:①纠正代谢紊乱,消除糖尿病症状,维持良好的营养状况及正常的生活质量与工作能力,保障儿童的正常生长发育;②防止糖尿病急性代谢紊乱发生;③预防和延缓慢性并发症的发生和发展。为达上述目标,强调早期治疗、长期治疗、综合治疗、措施个体化的基本治疗原则。

（2）口服降糖药治疗:目前临床应用的口服降糖药主要有五大类,即磺脲类(sulfonylureas,SU)、双胍类(biquanides)、葡萄糖苷酶抑制剂(glucosidase inhibitors)、噻唑烷二酮类(thiazolidinediones)以及苯甲酸衍生物(benzoic acid derivatives)。

1）磺脲类:本类药物的作用机制主要是刺激胰岛 B 细胞分泌胰岛素。主要适应证是:①饮食治疗和体育锻炼不能使血糖获良好控制的 2 型糖尿病患者。如已应用胰岛素治疗,每日用量在 20~30U 以下者;②肥胖的 2 型糖尿病患者应用双胍类药物治疗后血糖控制仍不满意或因胃肠道反应不能耐受者;③胰岛素不敏感者可试加用 SU。

第一代 SU 以甲苯磺丁脲(tolbutamide,D_{860})和氯磺丙脲(chlorpropamide)为代表;第二代主要有格列苯脲(glibenclamide,优降糖)、格列齐特(gliclazide,达美康)、格列吡嗪(glipizide,美吡达,控释片称瑞易宁)、格列喹酮(gliquidone,糖适平)、格列波脲(glibornuride,克糖利)和格列美脲(glimepiride,亚莫力)等。

SU 的主要副作用是低血糖反应,与剂量过大、饮食配合不妥、使用长效制剂或同时应用增强 SU 降糖作用药物等有关。其他副作用有恶心、呕吐、消化不良。胆汁郁滞性黄疸、肝功能损害,粒细胞缺乏、再生障碍性贫血、溶血性贫血、血小板减少,皮肤瘙痒、皮疹和光敏性皮炎等。这些副作用少见,一旦出现,应立即停药,并给予相应治疗。

2）双胍类:双胍类药物降血糖机制主要是通过肝细胞膜 G 蛋白恢复胰岛素对腺苷酸环化酶的抑制能力,从而减少肝糖异生及肝糖输出,促进无氧糖酵解,增加肌肉等外周组织对葡萄糖的摄取和利用,抑制或延缓葡萄糖在胃肠道的吸收等改善糖代谢。本类药物对正常血糖并无降低作用,单独应用不引起低血糖。

主要适应证是:①超重或肥胖 2 型糖尿病;②SU 治疗效果不佳者可加用双胍类;③胰岛素治疗的糖尿病患者,包括 1 型糖尿病,加用双胍类有助于稳定血糖,减少胰岛素用量;④原发性肥胖症,尤其伴多囊卵巢综合征的女性肥胖者。凡不适于应用 SU 的情况也不适于应用双胍类治疗,酮症酸中毒、非酮症性高渗性昏迷、乳酸性酸中毒、严重缺氧、心衰、严重肝病和肾病、妊娠、哺乳期者禁用。

常用的药物是二甲双胍。苯乙双胍（降糖灵）的副作用大，现已少用。有些国家已禁止使用。常见副作用是胃肠道反应，表现为口干苦、金属味、厌食、恶心、呕吐、腹泻等，进餐中服药及由小剂量开始可减轻之。偶有过敏反应，表现为皮肤红斑、荨麻疹等。双胍类药物最严重的副作用是可能诱发乳酸性酸中毒，但发生率并不高。

3）葡萄糖苷酶抑制剂：α-葡萄糖苷酶抑制剂在小肠黏膜刷状缘竞争性抑制葡萄糖淀粉酶、蔗糖酶、麦芽糖酶和异麦芽糖酶，延缓葡萄糖和果糖等的吸收。可降低餐后血糖。对乳糖酶无抑制作用，不影响乳糖的消化吸收。本类药物可用于 2 型糖尿病治疗，单独应用可降低餐后血糖，与其他口服降糖药联合应用可提高疗效；对于 1 型糖尿病或胰岛素治疗的 2 型糖尿病患者，加用本药可改善血糖控制，减少胰岛素用量。

常用药物有：阿卡波糖（拜糖平）、伏格列波糖（倍欣）。此类药物口服后很少被吸收，主要在肠道降解或原形随大便排出。主要副作用是腹胀、排气增加、腹痛、腹泻等，数周后，在小肠中、下段 α-葡萄糖苷酶被诱导出来，碳水化合物在整个肠内逐渐吸收，不到达结肠，上述消化道反应即减轻、消失。

4）噻唑烷二酮类：本类药物可增强胰岛素在外周组织的敏感性，减轻胰岛素抵抗，为胰岛素增敏剂，药物进入靶细胞后与核受体结合，激活过氧化物酶体增殖因子受体 γ（PPARγ），PPARγ 为核转录因子，可调控多种影响糖、脂代谢基因的转录，使胰岛素作用放大。主要用于 2 型糖尿病的治疗，尤其是存在明显胰岛素抵抗者，可单独或与 SU、非磺脲类促胰岛素分泌药、胰岛素等合用。

本类药物有罗格列酮（rosiglitazone，文迪雅）、环格列酮（ciglitazone）和吡格列酮（pioglitazone，艾他）等。常见副作用有头痛、头晕、乏力、恶心、腹泻，部分患者可出现肝功能异常，少数可发生肝损害。

5）非磺脲类促胰岛素分泌药：本类药物化学结构与 SU 不同，但可直接刺激胰岛 β 细胞分泌胰岛素。通过与胰岛 β 细胞膜上 36kD 特异蛋白结合，使钾通道关闭而促进胰岛素分泌。与 SU 不同的是该药物不进入细胞内。口服后作用快，半衰期短，为速效餐后降糖药。

目前临床使用的主要是瑞格列奈（repaglinide，诺和龙），作用比格列苯脲（优降糖）强 3~5 倍。适用于餐后血糖高的 2 型糖尿病。不良反应与 SU 类似。

（3）胰岛素（insulin）治疗：胰岛素由胰岛 β 细胞合成。先合成前胰岛素原（preproinsulin），后从 N-端水解脱下一个 23 肽，成为 86 个氨基酸残基组成的胰岛素原（proinsulin），转运到高尔基体，形成颗粒，在颗粒内为转化酶分解，脱下一个 31 肽（即 C 肽）和四个游离的碱性氨基酸而形成由两条肽链组成的胰岛素。

适应证：所有 1 型糖尿病和妊娠糖尿病患者都必须接受胰岛素治疗。发生下列情况的 2 型糖尿病患者也需要胰岛素治疗：①NHDC、乳酸性酸中毒、DKA 或反复出现酮症。②血糖控制不良的增殖型视网膜病变患者。③重症糖尿病肾病。④神经病变导致严重腹泻、吸收不良综合征。⑤合并严重感染、创伤、手术、急性心肌梗死及脑血管意外等应激状态。⑥肝、肾功能不全。⑦妊娠期及哺乳期。⑧磺脲类药物原发性和继发性失效。⑨显著消瘦。⑩同时患有需用糖皮质激素治疗的疾病，如系统性红斑狼疮、腺垂体功能减退等。

不良反应：①低血糖症：为胰岛素过量所致，是最重要，也是最常见的不良反应。②过敏反应：较多见，一般反应轻微，偶可引起过敏性休克。③胰岛素抵抗：急性抵抗多因并发感染、创伤、手术等应激状态所致;慢性抵抗,临床上指每日需用胰岛素 200U 以上,且无并发症者。形成原因复杂:受体前异常,主要因胰岛素抗体与胰岛素结合后妨碍胰岛素向靶部位转运所致;受体水平变化,高胰岛素血症时靶细胞上的胰岛素受体数目减少;老年、肥胖、肢端肥大症及尿毒症时胰岛素受体数目也减少;酸中毒时受体与胰岛素之亲和力减低;受体后失常,靶细胞膜上葡萄糖转运系统及某些酶系统失常等都可能妨碍胰岛素的正常作用而表现为胰岛素抵抗性。④脂肪萎缩:见于注射部位,女性多于男性。应用高纯胰岛素制剂后已较少见。

(二) 临床典型糖尿病病例分析与讨论

> **【临床病例 1】**
>
> 男性,34 岁。主诉:多饮、多尿、多食、体重下降 18 年,视物模糊 1 年。18 年前多饮、多尿、多食、体重下降,服优降糖 2.5mg 每日三次,降糖灵 25mg 每日三次。8 年前于外院使用 RI 20U、20U、20U,间断服用二甲双胍。1 年前视物模糊,1 个月前使用诺和灵 R 20U、20U、20U,拜糖平 100mg 每日三次。家族史:父亲、叔叔及一兄患糖尿病。体格检查及化验检查:BP 17.33/12kPa(130/90mmHg),身高 168cm,体重 80kg,BMI 28.3kg/m²,腰围 97cm,臀围 105cm,WHR 0.92,HbA1c 9.1%,GLU 14.87mmol/L。

讨论:

(1) 本病例诊断是什么?其依据是什么?

(2) 患者体重下降的机制是什么?

(3) 患者一直服药治疗,为什么出现视物模糊?可能的原因是?

> **【临床病例 2】**
>
> 女性,28 岁。因多饮、多尿 1 年余,加重伴乏力 1 周入院。平素胰岛素治疗(优泌林),血糖控制不稳,FPG 7~10mmol/L,PPG 9~12mmol/L。既往体健。体格检查及化验检查:BP 12.8/8kPa(96/60mmHg),身高 160cm,体重 44kg,腰围 66cm,BMI 17.2kg/m²,随机血糖 22mmol/L,K⁺ 3.83mmol/L,Na⁺ 135mmol/L,尿糖 1000mg/dl,尿 ket 150mg/dl,动脉血 pH 7.40,BE 0.5mmol/L,HCO₃⁻ 24.6mmol/L,HbA1c 7.8%,Alb/Cr<11mg/g。

讨论:

(1) 本病例诊断是什么?其依据是什么?

(2) 酮症酸中毒的诊断依据及其治疗。

(3) 制定该病的治疗方案。

(三) 糖尿病动物模型的复制、观察分析及救治

1. 实验材料

(1) 实验动物:体重 200g,健康 SD 大鼠,雌雄不限。

(2) 实验材料:链脲霉素(streptozotocin,STZ);人胰岛素;血糖仪及同批号血糖试纸;微量注射泵;水合氯醛;无水葡萄糖;枸橼酸-枸橼酸钠缓冲液。

2. 1型糖尿病与胰岛素干预糖尿病模型制备

（1）1型糖尿病模型制备：将造模大鼠禁食10h，用STZ溶于0.1mol柠檬酸盐缓冲液（pH 4.5），配成2%的溶液，按50mg/kg单次腹腔注射，24～72h后取鼠尾静脉血，用血糖仪测定血糖，血糖≥16.7mmol/L为DM大鼠。且尿糖+++持续3d以上者视为DM，在整个实验周期内该标准不变。

（2）胰岛素干预糖尿病模型：按照一定剂量进行胰岛素腹腔注射进行糖尿病干预，与糖尿病模型对比观察体重、血糖。

3. 糖尿病临床表现和并发症观察（同周龄正常大鼠、成模四周糖尿病大鼠和干预四周胰岛素干预大鼠比较观察）

（1）消瘦：同周龄模型组和对照组体重比较，同时观察动物毛色，精神状态等。其机制是由于胰岛素绝对或相对缺乏或胰岛素抵抗，机体不能充分利用葡萄糖产生能量，致脂肪和蛋白质分解加强，消耗过多，呈负氮平衡，体重逐渐下降，乃至出现消瘦。

（2）多食：记录每日同周龄正常大鼠、糖尿病大鼠和胰岛素干预组大鼠食量。其机制不清，多数学者倾向是葡萄糖利用率降低所致。由于胰岛素的绝对或相对缺乏或组织对胰岛素不敏感，组织摄取利用葡萄糖能力下降，虽然血糖处于高水平，但动静脉血中葡萄糖的浓度差很小，组织细胞实际上处于"饥饿状态"，从而刺激摄食中枢，引起饥饿、多食；另外，机体不能充分利用葡萄糖，大量葡萄糖从尿中排泄，因此机体实际上处于半饥饿状态，能量缺乏亦引起食欲亢进。

4. 血糖调节试验（观察正常大鼠、糖尿病大鼠和胰岛素干预大鼠血糖调节能力）　正常大鼠、糖尿病大鼠和胰岛素干预大鼠腹腔注射等剂量胰岛素，比较观察不同状态大鼠血糖降低和回升速度。

5. 糖尿病晚期各器官损伤病理学改变（正常大鼠、糖尿病大鼠和胰岛素干预大鼠比较观察）

（1）血管（心、脑、肾、四肢大血管）：①血管内皮细胞增生，内皮层增厚伴乳突样突起，有时呈桥型；②内皮下纤维化伴弹力纤维增生，形成管壁环状或垫状增厚；③中膜钙化和纤维化；④中小血管壁内层有透明变性样物质沉积和渗出；⑤中小动脉内膜下有粥样斑块增厚，伴胆固醇沉积和透明变性；⑥受累肌层内微小动脉基膜增厚及增殖性改变；⑦心肌细胞内和心肌间质内可见PAS染色阳性的糖蛋白沉积，更有结缔组织在心肌间质内呈灶性分布，有时可见肌纤维浑浊或坏死，间质细胞浸润及纤维斑块形成。

（2）肾脏、视网膜

1）肾脏：肾小球硬化症有两种类型：①弥漫性糖尿病肾小球硬化症：肾小球系膜基质增多，系膜区增宽，毛细血管基膜弥漫性增厚；②结节性糖尿病肾小球硬化症：肾小球系膜区出现圆形或卵圆形均质嗜伊红蛋白物质结节沉积（Kimmelstil-Wilson结节），结周围毛细血管压迫或呈血管瘤样扩张，毛细血管基底膜弥漫性增厚。

2）视网膜（示教）：小动脉及毛细血管发生糖尿病性血管硬化。

思考题

（1）分析现在生活中为何糖尿病，尤其是2型糖尿病发病率居高不下？

（2）该病是否有家族遗传，其机制是什么？

（3）治疗糖尿病过程中，除积极药物降糖外，还应注意控制哪些并发症？

参 考 文 献

程清洲,戴冀斌,谭政.2002.大鼠脑缺血再灌注后海马区 cPLA2、Caspase-3 的分布.卒中与神经疾病,9(5):281~284.

陆再英,钟南山.2008.内科学.北京:人民卫生出版社.

王东吉,武凡.2007.三七皂甙单体 Rb1 对大鼠脑缺血再灌注时脑细胞凋亡及 cPLA2 蛋白表达的影响.中国康复医学杂志, 22(5):414~417.

王洪新,梅元武.2005.超负荷血糖对脑缺血再灌注损伤大鼠脑细胞凋亡的研究.ChinJ Clin Neurosci,13(2):161~165.

杨宝峰.2008.胰岛素及其他降血糖药.药理学.北京:人民卫生出版社.

杨世杰.2002.胰岛素及口服降糖药.药理学.北京:人民卫生出版社.

张建中,景丽.2006.氯氨酮减轻高血糖大鼠脑缺血所致的神经元凋亡.第四军医大学学报,27(18):1645~1648.

CHEN YANG,SHUAI JIE.2002.Hyperglycemia and Cerbral Ischemial.Cerebrovascular Diseases Foreign Medical Sciences,10 (3):217~219.

GUO LIANJUN.2004.GABAA Receptor and Cerebral Ischemia Journal of Xianning College(Medical Sciences),18(2):77~80.

Lin B,Ginsberg MD,Busto R.1998.Hyperglycemic exacerbation of neuronal damage following forebrain ischemia:mieroglial,astro- cytic and endothelial alterations.Aeta Neuropathol(Ber1),96(6):610~620.

LIU PING.2002.Calcium and cerebral ischemic injury.Foreigh Medical Sciences Section On Neurology &Neurosurgery,29(3): 274~276.

RAJESH GARG,AJAY CHAUDHURL,FREDERICK MUNACHAUER.2006.Hyperglycemia,insulin,and acute ischemic stroke:a mechanistic justification for a trial of insulin infusion therapy.Stroke,37(1):267~273.

（景　丽　常　越　徐　华）

第三章 急性细菌性腹膜炎

一、实验目的与要求

（1）了解急性细菌性腹膜炎的病因、临床表现、诊断方法、病程演变和抗生素治疗原则。

（2）了解一种急性细菌性腹膜炎动物模型的制备、病原菌分离鉴定及抗生素疗效的观察方法。

二、实验内容

（一）腹膜炎相关基础知识

1. 与腹膜相关的解剖及病理生理知识 腹膜由三层结构所组成，一层由扁平状间皮细胞（mesothelialcell，MCs）呈连续排列构成；另一层为间皮细胞下结缔组织，两者之间又有一层基膜将两层分隔。腹膜分为互相连续的壁层和脏层两部分，壁层贴衬于腹壁的里面，脏层覆盖在脏器的表面，把内脏固定于膈肌、后腹壁、盆腔壁，并延伸形成不同的结构，分别称为网膜、系膜、韧带、皱襞和陷凹。腹膜总面积几乎与全身的皮肤面积相等，1.7～2m^2。壁层腹膜与脏层腹膜之间的潜在腔隙构成腹膜腔（腹腔），腹腔是人体最大的体腔，正常情况下腹腔内有75～100ml黄色澄清液体，可起润滑作用，减少脏器运动时的摩擦，但在病理状态下却可容纳数千毫升以上液体（如腹水、血液、脓液）和气体。男性腹腔是封闭的，女性腹腔则经输卵管漏斗、子宫、阴道而与外界相通。腹腔又可分大腹腔和小腹腔两部分，经由网膜孔相通。小腹腔位于小网膜，胃后壁和胃结肠韧带的后方。剩余部分包括盆腔在内均称为大腹腔。

腹膜是双向性的半透膜，水、电解质、尿素等一些小分子物质能透过腹膜；腹膜还具有强大的吸收能力，可快速吸收腹腔内积液、血液、空气以及毒素等，一方面可减轻对腹膜的刺激，但另一方面又因大量毒素被吸收，常导致感染性休克。急性炎症时腹膜分泌大量含有淋巴细胞与巨噬细胞的渗出液，以稀释毒素、减少刺激并吞噬细菌、异物和坏死组织。渗出液中的纤维蛋白沉积在病变周围，发生粘连，以阻止感染扩散，促进受损组织修复。但也可因此造成腹腔内广泛的纤维性粘连，甚至引发肠梗阻。

腹膜上有来自腹盆壁和内脏器官的血管和神经。腹膜血管的功能除吸收营养物质及从组织中携带走代谢产物外，一些小血管（仅仅是壁层腹膜中的微小血管），如直径在5～6μm的毛细血管及直径在7～20μm的毛细血管后静脉，还具有正常血管的交换作用。在脏层和壁层腹膜上均有呈网状分布的淋巴管参与腹腔的液体转运。壁层腹膜受体神经支配，对痛觉及各种刺激敏感，定位准确，受刺激时，可引起反射性腹肌紧张；脏层腹膜受交感神经和迷走神经支配，对膨胀、牵拉、压迫等刺激敏感，痛觉定位较差，易引发心率、血压改变。

2. 急性细菌性腹膜炎(acute bacterial peritonitis) 腹膜炎按其发病机制分原发性腹膜炎和继发性腹膜炎。临床病例中98%以上是急性继发性腹膜炎。

(1) 继发性腹膜炎(secondary peritonitis)

1) 病因和病理:腹腔内脏器病变坏死、穿孔、损伤破裂、脓肿破裂,使大量消化液及细菌进入腹腔,早期为化学性炎症(如胆汁、胰液、胃液所致腹膜炎),6~8h后可因继发感染发展为化脓性炎症。

引起继发性腹膜炎的细菌主要是肠道的正常菌群,其中尤以大肠埃希菌多见,其次为无芽孢厌氧菌、链球菌、变形杆菌、铜绿假单胞菌等,一般都是混合性感染。

最常见的原发病为腹腔内空腔脏器穿孔,如胃十二指肠溃疡穿孔、急性阑尾炎穿孔、急性胆囊炎并发囊壁坏死穿孔、肠伤寒穿孔等,还有外伤引起的如肠管破裂、膀胱破裂等。腹腔内脏器炎症扩散也是常见原因,如急性阑尾炎、急性胰腺炎、女性生殖系统器官化脓性感染等;此外如细菌进入腹壁伤口、腹腔脏器手术吻合口渗漏等也可引起腹膜炎。

2) 临床表现和诊断:腹膜炎症状可因原发病不同而表现为突然发生或逐渐出现。

腹痛是最主要的临床症状。腹痛开始部位和原发病部位一致,很快弥散,蔓延及全腹部或局限于一定范围,但原发部位显著。多为剧烈、持续性疼痛,深呼吸、咳嗽、翻身等均可加剧,故患者常蜷曲而卧,不愿移动。

恶心、呕吐可以是最早出现的症状。开始为腹膜受刺激所致反射性呕吐,呕吐物为胃内容物;待出现麻痹性肠梗阻时,腹胀突出,呕吐频繁且量多,呕吐物含胆汁甚或为粪样肠内容物。

发热、脉速、呼吸浅快、大汗等感染中毒症状均是常见的临床表现。

体检常见患者呈急性病容,腹式呼吸减弱或消失,腹膜刺激征明显,即压痛、反跳痛和腹肌紧张,它们是腹膜炎的主要体征,但可因年龄、胖瘦、病因、感染严重程度等在程度上有所不同。肠鸣音减弱或消失是常见体征。直肠指检发现直肠前壁有触痛及饱满感,表示盆腔已有感染。

外周血白细胞计数及中性粒细胞增高。X线、超声等检查手段有助于诊断,如消化道穿孔时X线片示膈肌升高,可见膈下游离气体。血清淀粉酶检查可以帮助诊断胰腺炎。当诊断困难而叩诊显示有腹腔积液时,腹腔穿刺可提供有价值的诊断资料。

3) 治疗:继发性腹膜炎采取以手术为主的综合治疗,只有在少数情况下,允许采用非手术疗法。保守治疗取半卧位(无休克者);禁食、胃肠减压;维持水、电解质、酸碱平衡;应用抗生素;严密观察病情,观察期间禁用镇痛药,禁止灌肠。如有恶化则迅速转为手术治疗。

(2) 原发性腹膜炎(primary peritonitis)

1) 病因和病理:原发性腹膜炎是指腹腔内无原发病灶,细菌经血液、淋巴液、肠壁或女性生殖道等途径侵入腹腔而引起的腹膜炎。原发性腹膜炎少见,多数患者全身情况较差,慢性肾炎或肝硬化合并腹水的患者发病率高;病原菌多为溶血性链球菌,肺炎链球菌及大肠埃希菌。

2) 临床表现和诊断:诊断本病的关键是排除继发性腹膜炎。①发病前常有上呼吸道感染,或在肾病、猩红热、肝硬化腹水及免疫功能低下时发生;②主要症状是突然发作的急性腹痛,开始部位不明确,很快弥漫至全腹;③伴恶心、呕吐、发热、脉快及全身中毒症状;④腹肌紧张,压痛,反跳痛,腹胀,肠鸣音减弱或消失;⑤腹穿抽到脓液,稀薄无臭味,涂片镜检可见细菌。

3）治疗：①明确为原发性腹膜炎者，可采用非手术治疗，包括选用敏感抗生素控制感染，输液及支持治疗；②如非手术疗法不见效，病情逐渐恶化或不能排除继发腹膜炎时，则应剖腹探查。

3. 急性细菌性腹膜炎的药物治疗原则　早期、正确、合理的抗生素治疗可改善急性细菌性腹膜炎的预后，能否及时有效地控制感染是治疗成功的关键。有 1/3 的急性细菌性腹膜炎患者死于发病后的 5 天内，说明致病菌扩散迅速。

（1）抗生素的选择：一经确诊，即应根据经验选用抗生素，而不必等待腹水培养的结果。目前经验性选择抗生素的共识是：①抗菌谱广，有针对性，兼顾引起急性细菌性腹膜炎常见的革兰阴性杆菌与革兰阳性球菌；②确保抗生素有足够的浓度渗透入腹腔；③尽量避免肝肾毒性，尤其是肾毒性抗生素的使用。

药敏试验表明，革兰阴性杆菌对过去经常使用的庆大霉素、氨苄西林、头孢唑啉的耐药率已普遍高达 50% 以上，而近年有报道我国大肠埃希菌对氟喹诺酮类药环丙沙星和氧氟沙星的耐药率也分别达到 55% 及 57% 或更高，因此上述药物已不宜作为首选药，更不宜单独使用。目前临床使用较多的首选药物是第三代头孢菌素，该类药物有高效、低毒、广谱的特点，尤其对革兰阴性杆菌敏感，该类药的组织渗透性较强，易进入腹腔，肝、肾毒性小。常用的药物有头孢曲松、头孢他啶、头孢哌酮、头孢噻肟等。但在使用此类抗菌药物时，应特别注意超广谱 β-内酰胺酶（ESBLs）的问题。目前在世界范围内都出现了产生 ESBLs 的肠杆菌，尤其是克雷伯菌属和大肠埃希菌属。通常它们对一个或多个三代头孢菌素耐药，并常伴有氨基糖苷类、喹诺酮类的协同耐药。对于此类患者，可选用 β-内酰胺类和 β-内酰胺酶抑制剂的复合制剂，常用的有阿莫西林/克拉维酸、哌拉西林/三唑巴坦、头孢哌酮/舒巴坦等药物，这些抑制剂本身的抗菌活性微弱，但与 β-内酰胺类药物合用时可保护 β-内酰胺类药不被酶破坏，增强其抗菌活性。亦可选用第四代头孢菌素治疗，该类药对第三代头孢菌素耐药的肠杆科细菌有较强的抗菌活性，对革兰阳性球菌的抗菌活性比三代头孢菌素更强，且毒副作用低，目前临床上常用的有头孢吡肟。对感染严重者，可根据患者肝肾功能的情况，选用头孢菌素加氨基糖苷类或喹诺酮类联合用药。也可用碳青霉烯类药物，如亚胺培南、美罗南，该类药对多重耐药或产 β-内酰胺酶的菌株仍有良好的抗菌活性，抗菌谱极广，但对老年人、肾功能不全者及有中枢神经系统疾病者要注意中枢毒性反应的发生，对头孢菌素或青霉素过敏者，可选用一种对革兰阳性球菌有作用的药物（万古霉素或氯林可霉素），再加一种对革兰阴性杆菌有效的药物（氨基糖苷类或喹诺酮类）。

抗菌治疗 48h 后进行腹水检测，如中性粒细胞计数较治疗前无明显下降，细菌培养不转阴时，应考虑细菌对抗生素耐药，可考虑换药。一旦获得细菌培养和药敏试验结果，即应根据其选用有效的抗生素。

（2）保持腹水中药物的有效浓度：近年来，除静脉内滴注抗生素外，抗生素的腹腔内注射也渐受重视。因发生急性细菌性腹膜炎时，致病菌主要存在于腹水中，而静脉滴注的抗菌药物在腹腔中的浓度由于腹腔中存有大量腹水往往较低。为了提高抗生素在腹水中的浓度，可在放腹水的同时，直接向腹腔内注射抗生素。有报道，抗生素静脉滴注加腹腔内注射组疗效明显优于单纯静脉滴注组，死亡率明显下降。另有主张每天放腹水 300ml 后，再向腹腔内注射较大剂量抗生素可望提高疗效。急性细菌性腹膜炎为感染性腹水，放腹水还可以减少腹腔内细菌量及内毒素的吸收。对于腹膜炎体征明显，腹水外观混浊或呈脓性，腹水细胞数明显增高或全身中毒症状明显的急性细菌性腹膜炎，在放腹水或腹腔灌洗后向腹腔内注入适量的抗生素,可加强抑菌和杀菌效果。

(3) 疗效观察:急性细菌性腹膜炎抗生素治疗的最佳疗程,过去通常采用静脉治疗10~14 天,现认为由于急性细菌性腹膜炎的细菌载量低,因而可适当缩短疗程。根据近年的研究发现,疗程为 5 天和 10 天,在临床疗效和细菌阴转方面两者并无差异。一般来说,以患者的临床症状、体征及腹水细菌培养、中性粒细胞计数作为疗效判定指标。如治疗 48h 后,腹水中中性粒细胞计数下降,患者症状明显改善,抗生素治疗可于 5 天后停用。Fong 等认为腹水中性粒细胞小于 0.25×10⁹/L 可作为抗生素治疗的终点。这样可比常规经验治疗缩短疗程,减少药物的不良反应,而其死亡率及复发率与常规治疗相似。但要强调的是,抗生素治疗不能替代手术治疗,某些急性腹膜炎原发病如阑尾炎穿孔、胃十二指肠溃疡穿孔等病例必须尽早手术治疗。

(二) 临床典型腹膜炎病例分析与讨论

【临床病例1】

男性,17 岁,农民。1998 年 8 月 19 日入院。主诉:持续发热 8 天。病史:患者于 8 月 11 日无明显诱因畏寒,发热,体温最高至38℃,3 天后体温升至39~40℃,起病后自觉乏力、食欲差、恶心,无呕吐、腹痛,无咳嗽,无尿频、尿急、尿痛等症状。当地卫生院给服中草药治疗,无明显疗效,于今日转来我院。既往体健。体检:T 39.6℃,P 98 次/分,R 22 次/分,BP 14/9kPa,一般情况良好。发育正常,营养中等,表情稍淡漠,应答切题,咽无充血,皮肤巩膜未见黄染,全身未见皮疹,无出血点,浅表淋巴结无肿大,双肺呼吸音粗,未闻及干湿啰音,心率 98 次/分,律齐,未闻及病理性杂音,腹平坦、柔软,无压痛及反跳痛,肝肋下 1cm,脾肋下 2cm,质中偏软,无触痛,移动性浊音阴性。肠鸣音 1~2 次/分。脊柱四肢、神经系统无异常。余无特殊。血常规化验:RBC 3.6×10¹²/L,Hb 98g/L;WBC 4.2×10⁹/L,中性粒细胞 0.8,淋巴细胞 0.2。尿常规(−)。入院后经抗感染治疗,体温呈下降趋势,自觉症状有所好转,但入院后第 9 天晚上进食少量稀饭后,突感右下腹痛,并伴畏寒、高热,体温达41℃,查体:板状腹,全腹压痛,伴肌紧张及反跳痛,肝浊音界消失。急诊化验:WBC 19×10⁹/L,中性粒细胞 0.93,淋巴细胞 0.07。前 2 日所查血清肥达反应结果返回,为 TO 1:320,TH 1:640,PA 1:20,PB 1:40。

讨论:

(1) 试讨论该患者的观察要点。

(2) 你认为该患者入院时患何种疾病? 诊断依据是什么?

(3) 该患者住院期间并发何种疾病? 诊断依据是什么? 为什么会出现此种并发症? 应如何避免?

(4) 对该患者可采取哪些治疗措施?

【临床病例2】

张某,女,27 岁,工人。2000 年 9 月 12 日入院。主诉:下腹部疼痛 4 天,寒战、发热 2 天。病史:患者入院前 4 天吃生黄瓜后 4h 感脐周及脐下腹部持续隐痛,8h 后疼痛转到右下腹,以后疼痛逐渐加重,伴有寒战、发热 2 天,曾肌注庆大霉素等治疗无好转,起病后恶心,无呕吐,无尿频、尿急及尿痛症状,起病后未解大便。既往体健,无右下腹痛史。体检:T 39.5℃,P 100 次/分,R 20 次/分,BP 14/10kPa,一般情况良好。发育正常,营养中等,咽无充血,全身无出血点,皮肤巩膜无黄染,浅表淋巴结无肿大,心肺无特殊。腹平坦,柔软,肝脾未扪及,脐下及右下腹均有压痛,轻度肌紧张,反跳痛可疑,肠鸣音正常,无移动性浊音,脊柱四肢、神经系统无异常。血常规:RBC $3.6×10^{12}$/L,Hb 98g/L,WBC $19.8×10^9$/L,中性粒细胞 0.8。尿常规(−)。入院后给予肌注青霉素、静脉滴注庆大霉素等治疗,腹痛未减轻,次日出现全腹广泛压痛,中度肌紧张,反跳痛明显,尤以右下腹明显。直肠指检前壁有触痛及饱满感。

讨论:

（1）试讨论该患者的观察要点。

（2）你认为该患者入院时患何种疾病？诊断依据是什么？

（3）该患者住院后并发了何种疾病？诊断依据是什么？为何会引起此病？

（4）对该患者可采取哪些治疗措施？

（三）腹腔感染小鼠模型制备,病原菌分离鉴定及抗生素治疗

1. 实验材料

（1）实验动物:昆明种小白鼠、雌雄兼用,体重 18~22g。

（2）实验用品:制模菌 18~24h 培养液、肉汤培养基、血琼脂平板、SS 琼脂平板、双糖铁培养基、枸橼酸盐培养基、尿素培养基、蛋白胨水、吲哚试剂、水解酪蛋白琼脂(MH 琼脂)、药敏纸片、庆大霉素等抗生素、无菌生理盐水、注射器(1ml、2ml)、鼠笼、37℃温箱、酒精棉球、镊子、剪刀、无菌试管、无菌滴管、无菌塑料吸头、100μl 加样器、无菌棉签、接种环、载玻片、革兰染液、显微镜、麦氏比浊管。

2. 实验方法

（1）制模菌菌液配制:待检菌液用于制备腹腔感染小鼠模型。本室保留的菌株接种于 5ml 肉汤培养基中,37℃孵育 18~24h 即为菌原液。离心沉淀菌液,弃肉汤,以无菌生理盐水稀释,校正浊度达 6 号麦氏比浊管,该管浊度表示含细菌约 $1.8×10^9$ 个/ml(18 亿个/ml)。

（2）分组与模型制备:每组领取小白鼠 6 只,设正常对照组 2 只、感染组 2 只、感染+抗生素治疗组 2 只。

1）正常对照组:腹腔注射生理盐水 0.5ml。

2）感染组:腹腔注射 18 亿个/ml 的制模菌菌液 0.5ml。

3）感染+治疗组:腹腔注射 18 亿个/ml 的制模菌菌液 0.5ml,1h 后腹腔注射适量抗生素 0.5ml(以庆大霉素为例,其注射剂量按标准体重动物药物剂量折算表计算,庆大霉素剂量为体重 60kg 成人 80mg/次,约 1.33mg/kg;小鼠为 16.4mg/kg),6h 后再重复注射一次。

（3）一般状况观察:造模后 2h、24h 各观察记录小鼠一般状况一次,注意各组小鼠有无活动减少、倦怠萎靡、食欲不振、耸毛、腹泻等症状,比较各组小鼠间症状有无差别。

（4）细菌分离鉴定

1）鉴定步骤:①各组小鼠于造模后 24h 记录一般状况后,分别颈椎脱臼处死,进行腹腔

液细菌分离培养鉴定;期间各组如有死亡鼠,则即刻进行腹腔液细菌分离培养鉴定。②分别取 2ml 无菌生理盐水注入各小鼠腹腔(小心勿伤及脏器),均轻揉腹部片刻,然后无菌操作开腹,分别用无菌滴管吸取各鼠腹腔液,置于相应的已标记编号的无菌试管中,混匀。③无菌取各试管内腹腔液,分别置 0.1ml 于相应已标记编号的血琼脂平板与 SS 琼脂平板上,分别用接种环充分划线分离细菌,均置于 37℃ 培养 24h。若腹腔液菌量多(肉眼观浊度较高),也可用无菌生理盐水稀释后再接种。④取出接种的血琼脂平板与 SS 琼脂平板,计数并记录平板上菌落数,若系稀释后接种,则计算时应乘以稀释倍数。比较各组小鼠腹腔液内菌落数的差别。⑤观察各血琼脂平板与 SS 琼脂平板上的菌落,依据其大小、颜色、透明度、有无溶血环等特点,初步识别致病菌种,并进一步鉴定。⑥初步鉴定为肠杆菌科的细菌,用接种针或接种环分别挑取致病菌落,分别接种双糖铁培养基、枸橼酸盐培养基、尿素培养基、蛋白胨水等,37℃ 培养 18~24h 后,分别观察上述各个生化反应结果,并分析细菌的属。⑦根据细菌生化反应结果,选用相应细菌的标准诊断血清,做玻片凝集试验,明确诊断。⑧各无菌试管内剩余的腹腔液离心,取沉渣,涂片,革兰染色,油镜下观察并记录细菌形态、排列、染色性等特点。

2)待检菌初步鉴定依据:①油镜观察细菌的形态、排列、染色性;②血琼脂平板与 SS 琼脂平板上菌落特点;③生化反应结果;④血清学实验结果。

(5)抗生素的敏感性试验

1)菌液配制:①用接种环从孵育 18~24h 的琼脂平皿上挑取 4~5 个相同菌落,接种于肉汤中,将肉汤培养物置 35℃ 增菌 2~8h,待生长至轻微或中等浊度。然后离心,留沉渣,用无菌生理盐水稀释制成菌悬液;②也可直接从孵育 18~24h 的琼脂平皿上挑取纯菌落,用无菌生理盐水稀释制成菌悬液;③校正菌悬液浊度至 0.5 号麦氏比浊管,约含细菌 1.5×10^8 个/ml(1.5 亿个/ml),待用。

2)接种:①在 15min 内,用无菌棉拭蘸取已校正的菌液,在试管内壁轻轻旋转挤去多余的菌液,然后在 MH 琼脂平皿表面均匀涂布 3 次,每次旋转平皿 60°,最后沿边缘涂抹两周,以均匀接种。②平皿置室温下干燥至少 3min,但不得超过 15min。

3)贴药敏纸片:用无菌镊子将药敏纸片贴在已涂菌的平皿上,各纸片中心相距至少 24mm,纸片中心距平板内缘大于 15mm,并用无菌镊子轻压纸片使之紧贴琼脂表面。在 15min 内将平皿置 35℃ 孵箱内,孵育 16~18h 后肉眼观察。

4)结果观察:用卡尺测量抑菌环的直径(精确度只需达毫米水平)。并记录结果。

5)结果判断:根据药物纸片周围抑菌圈直径的大小,判断该菌对各种药物的敏感程度。判断标准见表 3-1。

表 3-1　常用抗生素纸片扩散法药敏试验的解释标准

抗菌药物	纸片含药量	抑菌环直径		
		耐药	中介	敏感
青霉素	10U	≤28	—	≥29
庆大霉素	10μg	≤12	13~14	≥15
头孢唑林	30μg	≤14	15~17	≥18
头孢呋辛	30μg	≤14	15~17	≥18
氨苄西林/舒巴坦	10/10μg	≤11	12~14	≥15

续表

抗菌药物	纸片含药量	抑菌环直径		
		耐药	中介	敏感
亚胺培南	10μg	≤13	14~15	≥16
诺氟沙星	10μg	≤12	13~16	≥17
环丙沙星	5μg	≤15	16~20	≥21
复方新诺明	1.25/23.75μg	≤10	11~15	≥16

3. 小鼠脏器病理变化观察 将采集腹腔液后的小鼠解剖,观察比较心、肝、脾、肺、肾、肠的大体外观变化,并由病理解剖学系提供各组小鼠脏器的 HE 染色切片,光镜观察比较病变情况。

思考题

(1) 本次腹腔感染小鼠用的哪种细菌?鉴定该菌的依据是什么?

(2) 目前常用的急性细菌性腹膜炎小鼠模型制备方法中,你认为更接近临床实际的是哪一种?

(3) 用郭霍法则说明该小鼠模型制备及病原菌分离鉴定的意义。目前用郭霍法则发现一种新现传染病的病原体还应该注意什么?

(4) 实验中各组小鼠腹腔液内菌落数是否有差别?说明腹腔液菌落计数的意义。

(5) 实验中若出现感染+治疗组小鼠的病症重于感染未治疗组,你认为是何原因所致?

三、常用附表

(一) 小鼠腹腔注射

腹腔注射是常见的给药方式。

(1) 腹腔注射时左手拇指、食指和中指抓住小鼠的颈部,使小鼠的头部向下,小指和无名指固定小鼠的尾巴和左下肢,这样腹腔中的器官就会自然倒向胸部,防止注射器刺入时损伤大肠、小肠等器官。右手持注射器,进针的动作要轻柔,防止刺伤腹部器官(图3-1)。

(2) 腹腔注射时针头可以在腹部皮下穿行一小段距离,最好是从腹部一侧进针,穿过腹中线后在腹部的另一侧进入腹腔,注射完药物后,缓缓拔出针头,并轻微旋转针头,防止漏液。

(3) 小鼠腹腔注射的液量一般为 5 ~ 10ml/kg。

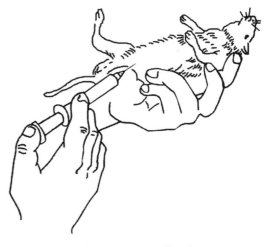

图 3-1 小鼠腹腔注射示意图

（二）培养基

1. 肉汤培养基 制法:称取营养肉汤粉 1.8g(含牛肉膏 0.3g,蛋白胨 1g、氯化钠 0.5g)加入 100ml 蒸馏水中,用玻棒搅拌加热溶解。按需要分装于三角瓶或试管,瓶口或管口塞棉塞,包装后置高压蒸汽灭菌器内,在 1.034×10^5 Pa(15 磅/英寸^2)压力下,温度达 121℃,维持 15~20min。冷却后贴好标签,4℃ 冰箱储存备用。制成后的肉汤呈浅黄色,清晰透明,pH 7.1±0.2。

在上述肉汤中无菌操作加入 10% 兔(或羊、马)血清即为血清肉汤培养基。

2. 普通肉汤琼脂培养基和血琼脂平板 在上述肉汤培养基中加入 2%~3% 琼脂,高压蒸汽灭菌。趁热取出后,稍冷,以无菌操作倾入灭菌的空培养皿,冷凝后即为普通琼脂平板。趁热取出后,待冷至 50℃ 左右,无菌操作于每 100ml 肉汤琼脂中加入无菌脱纤维羊血或兔血 5~10ml,轻轻摇匀,立即倾注于灭菌的空培养皿,冷凝后即为血琼脂平板。

3. SS 琼脂培养基

（1）成分:

琼脂基础培养基	100ml
乳糖	1g
硫代硫酸钠	0.85g
10% 枸橼酸铁水溶液	1ml
1% 中性红水溶液	0.25ml
0.1% 煌绿水溶液	0.33ml
胆盐	0.85g

注:我室用 SS 琼脂粉成品制备。

（2）制法:(按产品说明配制):取本品 63g 加入 1000ml 冷蒸馏水中,混合放置 10min,隔石棉铁丝网微火煮沸,使完全溶解,冷至 50℃ 左右倾注于无菌平皿中,凝固后即可使用。制成后的培养基为淡红色,pH 7.2。

（3）原理:培养基中除含有基础培养基成分外,以中性红作为指示剂,它在酸性时呈红色,在碱性时呈淡黄色,凡能分解乳糖的细菌,因为有酸性物质产生,能使指示剂变红,所以菌落呈现红色;不分解乳糖的细菌,由于它分解蛋白胨产生碱性物质,所以菌落呈淡黄色;能分解蛋白质形成 H_2S 的细菌可与含铁化合物作用而使菌落带有黑色形成黑色。

此外,培养基中含有煌绿,可抑制革兰阳性菌生长,胆盐与枸橼酸钠、硫代硫酸钠合用,能加强对大肠杆菌的抑制作用。枸橼酸铁能中和煌绿、中性红等染料的毒性作用。

4. 双糖铁培养基(用成品制备)

（1）成分:

上层:	蛋白胨	1g
	乳糖	1g
	硫酸亚铁铵	0.02g
	氯化钠	0.5g
	酚红	2mg
	琼脂	1.1g
下层:	蛋白胨	1g
	葡萄糖	0.2g

氯化钠	0.5g
酚红	2mg
琼脂	0.3g

（2）制法：①先称取下层粉末2g加入100ml蒸馏水，放置数分钟后加热溶解，分装于试管中，于在0.5515×10⁵Pa（8磅/英寸²）压力下15min灭菌，取出后垂直凝固，待此下层培养基凝固后，再以无菌操作方法加入上层培养基。②称取上层粉末3.65g加入100ml蒸馏水，放置数分钟后加热溶解装瓶，于0.5515×10⁵Pa（8磅/英寸²）15min灭菌后冷却至70℃左右，再以无菌手续加到凝固的下层培养基上面，立即制成斜面备用。

（3）原理：培养基中除含有基础营养成分外，以酚红作指示剂（碱性时为红色，酸性时为黄色），可鉴别细菌分解其中糖类及氨基酸的能力，凡能分解葡萄糖的，则使培养基底层变黄，凡能分解乳糖的，则使斜面变黄；能分解糖类产生气体的，可使培养基断裂后出现气泡；能分解含硫氨基酸的，可产生 H_2S 与硫酸亚铁铵生成黑色化合物，使培养基显示黑色。

5. 尿素培养基

（1）成分：

蛋白胨	0.1g
氯化钠	0.5g
葡萄糖	0.1g
磷酸二氢钾	0.2g
蒸馏水	100ml
琼脂	2g
0.2%酚红	0.6ml
20%尿素水溶液（无菌）	10ml

（2）制法：①除尿素、琼脂和酚红外，其余成分溶于水中，加热溶化，校正 pH 至6.8～6.9。②加入琼脂和酚红，（0.5515～0.6895）×10⁵Pa（8～10磅/英寸²）10min 灭菌。③冷却至60℃后加入无菌尿素溶液，摇匀。④分装中试管（无菌），每管3～4ml，置成斜面备用。

（3）说明：①尿素不耐热，也不能久存，只能用滤器除菌。②无菌尿素溶液制备：称取尿素20g，混合于100ml蒸馏水中，充分摇匀，用G6滤菌器过滤除菌，以达到无菌的目的。

6. 枸橼酸盐培养基

（1）成分：

磷酸二氢铵	0.1g
磷酸氢二钾	0.1g
硫酸镁	0.02g
枸橼酸钠	0.23g
氯化钠	0.5g
琼脂	2g
蒸馏水	100ml
0.5%溴麝香草酚蓝酒精溶液	2ml

（2）制法：①先将上述各种盐类溶解于蒸馏水中，加热使其完全溶解。②校正 pH 至6.8，然后加入琼脂和指示剂。③摇匀，脱脂棉过滤，分装试管，每管3～5ml。④121℃高压灭菌15min，置成斜面备用（冷却后为绿色）。

7. 蛋白胨水培养基

（1）成分：

蛋白胨	1g

氯化钠	0.5g
蒸馏水	100ml

（2）制法：①先用少量蒸馏水将蛋白胨和氯化钠相混合溶解,再加足量蒸馏水。②调节 pH 至 7.6、用滤纸过滤。③分装试管,每管 3~4ml,加塞灭菌后备用。

8. 吲哚试剂

成分：	对位二甲基氨基苯甲醛	4g
	95% 乙醇	380ml
	浓硫酸或浓盐酸	80ml

三种成分混合即成,瓶口要严密,以免挥发。

9. MH 培养基(药敏试验用)　制法：(按产品说明配制)。取本品 36g 加入 1000ml 冷蒸馏水中,混合放置 10min,隔石棉铁丝网微火煮沸,使完全溶解,定量分装试管,高压蒸汽灭菌 115℃ 20min,倾注于无菌平皿中,凝固后即可使用。

参 考 文 献

洪秀华.2003.临床微生物学和微生物检验实验指导.北京：人民卫生出版社.

吴在德,吴肇汉.2008.外科学.北京：人民卫生出版社.

杨宝峰.2008.药理学.北京：人民卫生出版社.

（周　娅　韩　梅　金少举）

第四章 酸碱平衡紊乱

一、实验目的与要求

（1）复习酸碱平衡的相关知识,掌握酸碱平衡紊乱发生的常见原因。

（2）通过对典型单纯性酸碱平衡紊乱病历的分析,结合病史、临床表现和实验室检查,判断患者酸碱平衡紊乱的类型、可能原因和机制,理论联系实际,提高分析、解决临床问题的能力。

（3）复制家兔急性单纯性酸碱平衡紊乱的动物模型,观察实验动物在发生酸碱平衡紊乱时的表现及采取的相应对策,加深理解酸碱平衡在机体内环境稳态中的重要意义与防治原则。

二、实验内容

(一) 关于酸碱平衡基础知识的回顾

正常生理状态下,体液中酸性和碱性物质主要源于营养物质在细胞内的分解代谢,在普通膳食条件下,酸性物质产生量要远远大于碱性物质。为了维持内环境中酸碱平衡的稳态,机体可通过以下方式调节。

1. 血液的缓冲作用 主要包括碳酸氢盐缓冲系统、磷酸盐缓冲系统,血浆蛋白缓冲系统、血红蛋白和氧合血红蛋白缓冲系统。其中以碳酸氢盐缓冲系统的作用最为重要。碳酸氢盐缓冲系统的特点包括:

（1）可以缓冲所有的固定酸,不能缓冲挥发酸。

（2）缓冲能力强,是细胞外液中含量最高的缓冲系统,含量占血液缓冲总量的1/2以上。该系统可进行开放性调节,碳酸能和体液中溶解的 CO_2 取得平衡而受呼吸运动的调节。

（3）缓冲潜力大,能通过肺和肾分别对 H_2CO_3 和 HCO_3^- 的调节使缓冲物质易于补充及排出。由于碳酸氢盐缓冲系统不能缓冲挥发酸,挥发酸的缓冲主要靠非碳酸氢盐缓冲系统,特别是 Hb^- 及 HbO_2 缓冲。

2. 肺在酸碱平衡中的调节作用 主要通过改变肺泡通气量来控制挥发酸（H_2CO_3）排出量,使血浆中 HCO_3^- 和 H_2CO_3 比值接近正常,以保证 PaO_2、$PaCO_2$ 相对恒定。肺泡通气量受延髓呼吸中枢控制,呼吸中枢接受来自中枢化学感受器和外周化学感受器的刺激,改变呼吸运动的频率与幅度,调整肺泡通气量。位于延髓腹外侧表浅部的中枢化学感受器对脑脊液中 H^+ 非常敏感,H^+ 浓度升高可刺激呼吸中枢,引起呼吸运动加快加强,从而增加肺通气量;$PaCO_2$ 升高（$40mmHg<PaCO_2<80mmHg$）也可通过上述途径使肺通气量增加,CO_2 排出量增加,导致血中 H_2CO_3 浓度降低,以实现反馈调节。但如果 $PaCO_2$ 进一步升高至 $80mmHg$（$10.7kPa$）以上时,呼吸中枢反而受到抑制,称"CO_2 麻醉";呼吸中枢也能由外周化学感受

器的刺激而兴奋,主动脉体特别是颈动脉体感受器,能感受缺氧、pH 和 CO_2 的刺激,但较迟钝,PaO_2 只有低于 60mmHg(8kPa)时,才能刺激外周化学感受器,反射性引起呼吸加深加快,增加肺泡通气量。但 PaO_2 过低对呼吸中枢的直接作用是抑制效应。外周化学感受器对 pH 和 $PaCO_2$ 变化不甚敏感,故 $PaCO_2$ 升高或 pH 降低主要通过延髓中枢化学感受器感受。

3. 肾在酸碱平衡调节中的作用 肾主要调节固定酸,通过排酸或保碱的作用来维持 HCO_3^- 浓度,调节 pH 使之相对恒定。

（1）近端肾小管的 Na^+-H^+ 交换:肾小管上皮细胞在泌氢之时,常伴有 HCO_3^- 的重吸收,肾小管细胞内含有碳酸酐酶(carbonic anhydrase,CA),能催化 H_2O 和 CO_2 结合生成 H_2CO_3,H_2CO_3 可部分解离出 H^+ 和 HCO_3^-,H^+ 由小管上皮细胞分泌到肾小管腔内,H^+ 分泌与 Na^+ 重吸收相关联,即泌 H^+ 时需与管腔中的 Na^+ 交换,两者转运方向相反,称 H^+-Na^+ 交换或 H^+-Na^+ 逆向转运。结果 Na^+ 进入细胞内,再由基侧膜 Na^+ 泵主动转运泵出,小管上皮内形成的 HCO_3^- 由基侧膜 Na^+-HCO_3^- 载体被动重吸收到血循环。在 CA 作用下,小管上皮向管腔每分泌 1mol H^+,同时在血浆增加 1mol HCO_3^-,酸中毒时 CA 增多,泌 H^+ 及保碱的作用加强。肾小球滤过的 HCO_3^-,90% 在近曲小管被重吸收,这是因为近曲小管刷状缘富含 CA,小管分泌的 H^+ 和肾小球滤过的 HCO_3^- 结合成 H_2CO_3,H_2CO_3 在 CA 的作用下生成 CO_2 和 H_2O,CO_2 弥散进入细胞内即和 H_2O 结合,在 CA 作用下生成 H_2CO_3,小管液中的 H_2O 则随尿排出。

（2）远端肾单位的泌氢和 HCO_3^- 重吸收:远端肾单位是由皮质升支粗段末端的致密斑开始的,包括远曲小管、连结段和集合管,远端酸化作用(distal acidification)是由集合管的闰细胞承担的,此细胞又称泌氢细胞,它并不能转运 Na^+,是一种非 Na^+ 依赖性的泌氢,借助 H^+-ATP 酶泵向管腔泌 H^+,同时在基侧膜以 Cl^--HCO_3^- 交换的方式重吸收 HCO_3^-。远端肾单位泌 H^+ 到集合管腔后,可将管腔滤液中的碱性 HPO_4^{2-} 变为酸性 $H_2PO_4^-$,使尿液酸化,但这种缓冲是有限的,当尿液 pH 降至 4.8 左右时,两者比值由原来的 4:1 变为 1:99,尿液中几乎所有磷酸盐都已转变为 $H_2PO_4^-$ 就不能发挥缓冲作用了。

（3）NH_4^+ 的排出:铵(NH_4^+)的生成和排出是 pH 依赖性的,即酸中毒越严重,尿排 NH_4^+ 量越多。近曲小管上皮细胞是产 NH_4^+ 的主要场所,主要由谷氨酰胺酶水解谷氨酰胺产生,谷氨酰胺→NH_3+谷氨酸、谷氨酸→NH_3+α-酮戊二酸。酸中毒越严重,谷氨酰胺酶的活性也越高,产生氨和产生 α-酮戊二酸也越多。α-酮戊二酸进而生成 HCO_3^-,由基侧膜经 Na^+-HCO_3^- 同向转运进入循环;而 NH_3 与细胞内碳酸离解的 H^+ 结合成 NH_4^+,通过 NH_4^+-Na^+ 交换进入管腔,由尿中排出。Na^+ 又与 HCO_3^- 同向转运进入血循环。酸中毒严重时,当远曲小管和集合管分泌的 H^+,与磷酸盐缓冲后,使尿液的 pH 下降到 pH4.8 左右,此时磷酸盐缓冲系统不能缓冲,不仅近曲小管泌 NH_4^+ 增加,也可由远端肾单位泌 NH_3,可中和尿液中 H^+,并结合成 NH_4^+ 从尿中排泄。

总之,肾对酸碱的调节主要是通过肾小管细胞的活动来实现的。肾小管细胞中的 CA 高效地催化 H_2O 和 CO_2 合成 H_2CO_3,由 H_2CO_3 解离出来的 HCO_3^- 被回吸收到血浆中,而 H^+ 则通过 H^+-Na^+ 交换分泌到肾小球滤液中。在近曲小管处分泌的 H^+ 与滤液中的 HCO_3^- 结合,在刷状缘 CA 的作用下,滤液中的 H_2CO_3 全部形成 CO_2 和水,CO_2 弥散入细胞,没有 H^+ 排出,因而小管液 pH 改变也不大。在远曲小管和集合管处,肾小管分泌的 H^+ 首先和 HPO_4^{2-} 结合,形成 $H_2PO_4^-$,尿的 pH 下降,随着酸中毒加重,近曲小管泌 NH_4^+ 增加,集合管泌 NH_3 也增加并与 H^+ 结合以 NH_4^+ 的形式排出,可调节尿中的酸度,使排 H^+ 保碱的功能前后呼应,达到相当完善的程度。

4. 组织细胞对酸碱平衡的调节作用 机体大量组织细胞内液是酸碱平衡的缓冲池,细胞的缓冲作用主要通过离子交换进行。如 H^+-K^+、H^+-Na^+、Na^+-K^+ 交换以维持电中性,如细胞外液 H^+ 增加时,H^+ 弥散入细胞内,而细胞内 K^+ 则移出细胞外,所以酸中毒时,往往伴有高血钾。Cl^--HCO_3^- 的交换也很重要。因为 Cl^- 是可以自由交换的阴离子,当 HCO_3^- 升高时,它的排泄只能由 Cl^--HCO_3^- 交换来完成。此外肝可以通过尿素的合成清除 NH_3 调节酸碱平衡,骨骼的钙盐分解有利于对 H^+ 的缓冲,如:$Ca_3(PO_4)_2 + 4H^+ \rightarrow 3Ca^{2+} + 2H_2PO_4$。

上述四个方面的调节因素共同维持体内的酸碱平衡,但在作用时间上和强度上是有差别的。血液缓冲系统反应迅速,但缓冲作用不能持久;肺的调节作用效能最大,缓冲作用于 30min 时达最高峰;细胞的缓冲能力虽较强,但 3~4h 后才发挥作用,肾的调节作用更慢,常在数小时之后起作用,3~5 天才达高峰,对排出非挥发酸及保留 $NaHCO_3$ 有重要作用。

5. 反映酸碱平衡状况的常用指标及其意义

(1) pH:正常人动脉血 pH 为 7.35~7.45,平均值 7.40。pH 处在正常范围之内有三种情况:酸碱平衡;代偿性酸碱平衡紊乱;程度相近的酸中毒与碱中毒同时存在。

(2) 动脉血 CO_2 分压:正常值为 33~46mmHg(4.39~6.25kPa),平均值为 40mmHg。根据 Henderson-Hasselbach 公式,如原发性 $PaCO_2$ 升高(如呼吸抑制)引起 pH 降低,称呼吸性酸中毒;而原发性 $PaCO_2$ 降低(如呼吸过度)引起 pH 升高,称呼吸性碱中毒(respiratory alkalosis)。$PaCO_2$ 是反映呼吸性酸碱平衡紊乱的重要指标。如 $PaCO_2 > 46mmHg$(6.25kPa)时,表示有 CO_2 潴留,见于呼吸性酸中毒或代偿后的代谢性碱中毒;如 $PaCO_2 < 33mmHg$(4.39kPa)时,表示呼出过多,见于呼吸性碱中毒或代偿后的代谢性酸中毒。

(3) 标准碳酸氢盐(standard bicarbonatea,SB)和实际碳酸氢盐(actual bicarbonate,AB)

1) SB:正常值为 22~27mmol/L,平均值为 24mmol/L。在代谢性酸中毒时降低,在代谢性碱中毒中时升高。但在呼吸性酸中毒时和呼吸性碱中毒时,由于肾的代偿,也可以发生继发性增高或降低。

2) AB:正常情况下 $PaCO_2$ 为 40mmHg(5.32kPa)时 AB=SB,如果 AB>SB,则表明 $PaCO_2 > 40mmHg$(5.32kPa)可见于呼吸性酸中毒或代偿后的代谢性碱中毒;反之 AB<SB,则表明 $PaCO_2 < 40mmHg$(5.32kPa)可见于呼吸性碱中毒或代偿后的代谢性酸中毒。

(4) 缓冲碱(buffer base,BB):正常值为 45~52mmol/L(平均值为 48mmol/L)。代谢性酸中毒时 BB 减少,而代谢性碱中毒时 BB 升高。

(5) 碱剩余(base excess,BE):全血 BE 正常值范围为 -3.0~3.0mmol/L,BE 不受呼吸因素的影响,是反映代谢因素的指标,代谢性酸中毒时 BE 负值增加;代谢性碱中毒时 BE 正值增加。

(6) 阴离子间隙(anion gap,AG):正常范围为 12 ± 2mmol/L。阴离子间隙指血浆中未测定的阴离子(UA)与未测定的阳离子(UC)的差值,即 AG=UA-UC。由于细胞外液阴阳离子总当量数相等,故 AG 可用血浆中常规可测定的阳离子(Na^+)与阴离子(Cl^- 和 HCO_3^-)的差计算得出,即 $Na^+ + UC = HCO_3^- + Cl^- + UA$,$AG = UA - UC = Na^+ - (HCO_3^- + Cl^-) = 140 - (24 + 104) = 12mmol/L$。AG 可增高也可降低,但增高的意义较大,目前多以 AG>16mmol/L,作为判断是否有 AG 增高代谢性酸中毒的界限。常见于以下情况:磷酸盐和硫酸盐潴留、乳酸堆积、酮体过多及水杨酸中毒、甲醇中毒等。AG 降低在诊断酸碱平衡方面意义不大,仅见于未测定阴离子减少或未测定阳离子增多,如低蛋白血症。

6. 造成机体酸碱平衡紊乱的原因、分类和防治原则

（1）代谢性酸中毒（metabolic acidosis）

1）原因：①HCO_3^-直接丢失过多。常见于严重腹泻、肠道瘘管或肠道引流等使含HCO_3^-的碱性肠液大量丢失所致；肾小管酸中毒及大量使用碳酸酐酶抑制剂，使肾小管对HCO_3^-回收减少，HCO_3^-从尿中丢失过多；大面积烧伤大量血浆渗出时也伴有HCO_3^-大量丢失。②固定酸产生过多，HCO_3^-缓冲丢失。常见于代谢性固定酸产生过多或外源性H^+摄入过多时，如发生休克、心搏骤停、低氧血症严重贫血、一氧化碳中毒等引起的缺氧，均可使细胞内糖的无氧酵解增强使乳酸过高引起乳酸酸中毒；或见于糖尿病、过度饥饿和酒精中毒时，脂肪组织分解加强，大量脂肪酸入肝，形成过多酮体（其中 β-羟丁酸和乙酰乙酸为酸性物质）超过外周组织的氧化能力和肾脏排出能力时发生的酮症酸中毒。③外源性固定酸摄入过多，HCO_3^-缓冲丢失。如大量摄入阿司匹林（乙酰水杨酸）引起酸中毒，经缓冲HCO_3^-浓度降低，水杨酸根潴留的水杨酸中毒；摄入过多含氯的成酸性药物如氯化铵、盐酸精氨酸或盐酸赖氨酸等，在体内解离出盐酸而造成酸中毒。④固定酸排泄障碍，HCO_3^-缓冲丢失。如严重肾功能衰竭患者，体内固定酸不能由尿中排泄，使硫酸根和磷酸根堆积，H^+浓度增加而HCO_3^-浓度进行性降低。⑤其他。如血液稀释、高血钾等均可导致代谢性酸中毒。

2）分类：①AG 增高型：是指除了含氯以外的任何固定酸的血浆浓度增大时表现的代谢性酸中毒。如乳酸酸中毒、酮症酸中毒、硫酸和磷酸排泄障碍在体内蓄积和水杨酸中毒等。其固定酸的 H^+被HCO_3^-缓冲，其酸根（乳酸根、乙酰乙酸根等）增高。这部分酸根属于没有测定的阴离子，所以 AG 值增大，而 Cl^-值正常，故又称为正常血氯性代谢性酸中毒。②AG 正常型：当 HCO_3^-浓度降低，同时伴有 Cl^-浓度代偿性升高时，则呈 AG 正常型或高血氯性代谢性酸中毒。常见于消化道直接丢失 HCO_3^-；轻度或中度肾功能衰竭，泌 H^+减少；肾小管性酸中毒时 HCO_3^-重吸收减少或泌 H^+障碍，使用碳酸酐酶抑制剂以及含氯的酸性盐摄入过多等情况。

3）防治原则：预防和治疗原发病，去除引起代谢性酸中毒的发病原因。代谢性酸中毒发生后，针对原发性 HCO_3^-减少，治疗的重要措施是补充碱性药物，首选的碱性药物为碳酸氢钠。应根据酸中毒的程度给予补充，一般主张在血气监侧下分次补充，补碱量宜小不宜大。同时及时纠正水、电解质紊乱，如纠正高血钾和低血钙等。

（2）呼吸性酸中毒（respiratory acidosis）

1）原因：①呼吸中枢抑制：常见于颅脑损伤、脑炎、脑血管意外、呼吸中枢抑制剂或麻醉剂使用剂量过大或酒精中毒等。②呼吸肌麻痹：见于急性脊髓灰质炎、有机磷中毒、重症肌无力、重度低血钾时，呼吸运动失去动力，可造成 CO_2排出障碍。③呼吸道阻塞，如喉头痉挛和水肿，溺水窒息，异物堵塞气管等常造成急性呼吸性酸中毒；慢性阻塞性肺部疾患，支气管哮喘等则导致慢性呼吸性酸中毒。另外，胸廓病变、肺部疾患也可严重影响通气功能。

2）分类：①急性呼吸性酸中毒：常见于急性气道阻塞，急性心源性肺水肿，呼吸中枢抑制或呼吸肌麻痹引起的呼吸骤停，以及急性呼吸窘迫综合征等。②慢性呼吸性酸中毒：见于气道及肺部慢性炎症引起的 COPD 及肺广泛性纤维化或肺不张时，一般指 CO_2高浓度潴留持续达 24h 以上者。

3）防治原则：针对病因及时改善通气功能，逐渐降低 $PaCO_2$，去除可能引起呼吸道梗阻的原因使之通畅,使用呼吸中枢兴奋剂或人工呼吸机,对慢性阻塞性肺部疾患患者及时控制感染、强心、解痉和祛痰。

（3）代谢性碱中毒(metabolic alkalosis)

1）原因:①H^+丢失:常见于剧烈呕吐及胃液抽吸,使盐酸胃液大量丢失;或使用髓襻利尿药或噻嗪类利尿药等经肾脏丢失 H^+ 或使 HCO_3^- 大量重吸收;另外,盐皮质激素和糖皮质激素过多都可导致代谢性碱中毒。②HCO_3^-过量负荷:见于急性脊髓灰质炎、有机磷中毒、重症肌无力、重度低血钾时,呼吸运动失去动力,可造成 CO_2 排出障碍。

2）分类:①盐水反应性碱中毒:主要见于呕吐、胃液吸引及应用利尿剂,由于伴随细胞外液减少、有效循环血量不足,也常有低钾和低氯存在,影响肾脏排出 HCO_3^-。口服或静脉注射等张(0.9%)生理盐水或半张(0.45%)盐水即可恢复血浆 HCO_3^- 浓度。机制:由于扩充了细胞外液容量,取消了"浓缩性碱中毒"成分的作用;有效循环血量得以恢复,增强肾小管重吸收 HCO_3^- 的因素已不存在,血浆中过多的 HCO_3^- 从尿排出;远端肾单位小管液 Cl^- 增加,使皮质集合管分泌 HCO_3^- 增加。②盐水抵抗性碱中毒:常见于全身性水肿、原发性醛固酮增多症,严重低血钾及综合征等,维持因素是盐皮质激素的直接作用和低钾。此类患者应用 CA 抑制剂乙酰唑胺可抑制肾小管上皮细胞 CA 活性,泌 H^+ 和 HCO_3^- 重吸收减少,增加了 Na^+、HCO_3^- 的排出,即达到治疗碱中毒又能减轻水肿。

纠正代谢性碱中毒的根本途径是促进血浆中过多的 HCO_3^- 从尿中排出。在进行基础疾病治疗的同时去除维持代谢性碱中毒的因素。

3）防治原则:针对病因,去除可能引起呼吸道梗阻的原因使之通畅,使用呼吸中枢兴奋剂或人工呼吸机,对慢性阻塞性肺部疾患患者及时控制感染、强心、解痉和祛痰。对发生呼吸性酸中毒的患者,要尽量改善通气功能,逐渐降低血中 $PaCO_2$,避免人工通气过度,引起呼吸性碱中毒。

（4）呼吸性碱中毒(respiratory alkalosis)

1）原因:①低氧血症:外呼吸障碍如肺炎、间质性肺疾病、肺水肿等,以及吸入气中氧分压过低,均可因 PaO_2 降低引起通气过度。②肺疾患:许多肺部疾患均可引起呼吸性碱中毒,如肺炎、肺梗死等,与所引起的低氧血症相关。但给氧并不能完全纠正过度通气,表明还有其他因素参与。③呼吸中枢受到直接刺激:精神性通气过度见于癔症发作时的过度通气、中枢神经系统疾病如脑血管功能障碍、脑炎、脑外伤及脑肿瘤等均可刺激呼吸中枢引起过度通气。某些药物如水杨酸可直接兴奋呼吸中枢使过度通气;革兰阴性菌性败血症、高热、甲状腺功能亢进等机体代谢率过高可使肺通气功能增强。④人工呼吸机使用不当,常因通气量过大而引起严重呼吸性碱中毒。

2）分类和防治

急性呼吸性碱中毒:一般指 $PaCO_2$ 在 24h 内急剧下降而导致 pH 升高。对于此类患者首先应防治原发病和去除引起过度通气的原因。急性呼吸性碱中毒患者可吸入含 5% CO_2 的混合气体,或用纸袋罩于患者口鼻使其再吸入呼出的气体以维持血浆 H_2CO_3 浓度,对精神性过度通气患者可使用镇静剂。

慢性呼吸性碱中毒:常见于慢性颅脑疾病,肺部疾患,肝脏疾患,缺氧和氨兴奋呼吸中枢引起持久的 $PaCO_2$ 下降而导致 pH 升高。

（二）酸碱平衡紊乱临床典型病例分析与讨论

【临床病例1】

男性,56岁,因小肠克罗恩病入院。后于硬膜外麻醉做肠切除术。术中患者呼吸加快,出现手足轻度发麻现象。实验室检查:pH 7.52,$PaCO_2$ 4.0kPa,PaO_2 7.6kPa,BE −1.2mmol/L,HCO_3^- 23.3mmol/L,K^+ 4.5mmol/L,Na^+ 134mmol/L,Cl^- 96mmol/L,AG 19.3mmol/L。

讨论:

（1）综合该患者的临床表现和实验室检查,你认为可诊断为哪种酸碱平衡紊乱? 为什么?

（2）呼吸运动深、快对机体有何影响? 为什么?

（3）肾脏在机体酸碱平衡调节过程中有何重要意义?

【临床病例2】

男性,65岁,因呼吸困难处于昏迷状态入院。患者有30年抽烟史,有慢性支气管炎,近5年病情逐渐加剧。实验室检验:pH 7.24,$PaCO_2$ 8.6kPa,PaO_2 6.0kPa,BE +3.0mmol/L,HCO_3^- 38mmol/L,AG 18mmol/L,K^+ 3.8mmol/L,Na^+ 138mmol/L,Cl^- 85mmol/L。血乳酸8.5mmol/L。肾功能正常,尿液偏碱性。

讨论:

（1）综合该患者的临床表现和实验室检查,你认为可诊断为哪种酸碱平衡紊乱? 为什么?

（2）该患者为什么会出现呼吸困难? 呼吸困难的类型有哪些? 该患者属何种类型?

（3）该患者有无电解质平衡紊乱? 发生机制如何?

【临床病例3】

女性,55岁,10年糖尿病史,因昏迷状态入院,体检血压12/5.3kPa,脉搏101次/分,呼吸28次/分。实验室检查:血糖10.1mmol/L,β-羟丁酸1.0mmol/L,尿素8.0mmol/L,K^+ 5.0mmol/L,Na^+ 160mmol/L,Cl^- 104mmol/L;pH 7.14,$PaCO_2$ 4.06kPa,PaO_2 9.91kPa,BE −18.0mmol/L,HCO_3^- 9.9mmol/L,AG 35mmol/L;尿:酮体(+++),糖(+++),酸性;脑脊液常规检查未见异常。

讨论:

（1）该患者为什么会出现昏迷?

（2）该患者以何种酸碱平衡紊乱为主? 发生机制如何? 病情继续发展将会如何?

（3）应采取哪些措施抢救?

【临床病例 4】

男性,46 岁,因满腹疼痛以急性腹膜炎入院。入院后作血液分析、尿液分析、粪常规、血气分析、肾功能检查确诊为急性弥漫性腹膜炎。急诊开腹探查,术中发现弥漫性腹膜炎是阑尾脓肿破裂所致,手术中切除阑尾,并作腹腔引流。术后患者胃肠减压 5 天后,又出现手麻、神志不清楚、血压下降、呼吸 28 次/分。实验室化验检查:pH 7.54,$PaCO_2$ 6.44kPa,BE 10.6mmol/L,HCO_3^- 40mmol/L,K^+ 3.2mmol/L,Na^+ 142mmol/L,Cl^- 105mmol/L,尿液 pH 呈酸性。

讨论:

(1)胃肠减压时间过长可能造成机体哪些危害?

(2)该患者有无酸碱平衡失调现象?主要原因和机制是什么?

(3)该患者有无可能发生缺氧?为什么?应采取哪些措施抢救?

(三)酸碱平衡紊乱动物模型复制及救治

1. 实验动物 体重 2.0kg 左右的健康家兔,雌雄不限。

2. 实验用品 哺乳动物急性手术器械一套,带有三通的动脉插管 1 个,气管插管 1 个,100ml 输液瓶及滴管 1 套,2ml 注射器 10 只,5ml、10ml 注射器各 1 只,9 号针头 2 个,橡皮瓶塞 5 个,动脉夹 2 个,血气分析仪 1 套,BL-420 生物机能实验系统 1 套,小动物呼吸机 1 台,1%普鲁卡因,0.5%肝素溶液,20%氨基甲酸乙酯(乌拉坦)溶液,12%磷酸二氢钠溶液,5%碳酸氢钠溶液,生理盐水,纱布等。

3. 实验方法

(1)麻醉动物、固定、手术和基本操作:20%氨基甲酸乙酯(乌拉坦,5ml/kg)由家兔耳缘静脉注射(5ml/kg),待家兔四肢瘫软、角膜反射消失后仰卧位固定于兔台,剪除兔颈前区毛后,切开颈部皮肤及皮下组织,至肌层钝性分离并暴露气管,行气管插管术,将其固定后连接于 BL-420 生物机能实验系统,开机调整参数描记呼吸曲线;分离左侧颈总动脉,向心插入内充肝素溶液带有三通的塑料管,结扎、固定以备取血;100ml 输液瓶内充生理盐水通过三通连接耳缘静脉插管以 5~8 滴/分维持补液。

(2)观测各项指标

1)描记呼吸曲线。

2)取血:用 2ml 注射器接 7 号针头,先吸取少许肝素,涂布注射器壁后推出,使注射器无效腔和针头部充满肝素溶液,然后调整三通放血少许,待动脉插管内的肝素排光后再放血 5 滴,用肝素处理过的注射器插入动脉插管,让血液自动流入注射器内 1ml(切勿进入气泡),然后快速关上三通,拔出针管安好针头立即刺入橡皮塞内以隔绝空气。轻轻转动针管使血液与肝素充分混合防止血液凝固。再用充满肝素的注射器插入动脉插管,推动血液防止动脉插管内血液凝固。

用血气分析仪检测各项酸碱参数:动脉血 pH、$PaCO_2$、PaO_2、SB、AB、BE,作为实验前的正常对照值。

(3)复制酸碱平衡紊乱动物模型及治疗

1)复制家兔代谢性酸中毒模型并进行治疗:经家兔耳缘静脉注入 12%磷酸二氢钠

(5ml/kg),描记呼吸曲线。给药后 10min,取血检测各项酸碱参数。经 5% 碳酸氢钠治疗后 10min,取血并检测各项指标,观察是否恢复到接近正常水平。

注意:根据注入酸性溶液后测得的 BE 值,按下式进行 5% 碳酸氢钠补碱治疗:

BE 绝对值×体重(kg)×0.3=所需补充碳酸氢钠的量(mmol)。0.3 是 HCO_3^- 进入体内分布的间隙,即体重×30%。1ml 5% 碳酸氢钠=0.6mmol,那么需要补充 5% 碳酸氢钠的量(ml)=需要补充碳酸氢钠的毫摩尔数÷0.6。

2) 复制家兔呼吸性酸中毒模型并进行治疗:在气管插管的一侧管橡皮管上刺入两个 9 号针头,然后用血管钳夹闭橡皮管末端,1～1.5min 后从动脉取血做血气测定,松开血管钳立即观察呼吸变化。补碱量的计算同(1),但应呼吸状况而定。

3) 复制家兔代谢性碱中毒模型并进行治疗:从耳缘静脉滴入 5% 碳酸氢钠溶液(12ml/kg,速度小于 40 滴/分),描记呼吸曲线,滴完后取血行血气分析,连续描记呼吸曲线。

4) 复制家兔呼吸性碱中毒模型并进行治疗:在气管插管上连接动物呼吸机,以 60 次/分速度通气,以 1～1.5min 后取血行血气分析,去掉呼吸机,观察呼吸变化。可做一面罩罩在家兔口鼻处以缓解症状。

4. 注意事项

(1) 在捉拿家兔时动作要轻柔,以免因刺激而造成动物过度通气。

(2) 如动物因手术切口疼痛而挣扎时,可在伤口中滴加少量 1% 普鲁卡因局部麻醉。

(3) 取动脉血时切勿吸入气泡,否则影响血液酸碱参数的准确性,同时要避免针管内血液凝固。

(4) 使用动物呼吸机过度通气时应注意潮气量,以防通气量过大造成家兔肺泡破裂。

讨论:

(1) 各型单纯性酸碱平衡紊乱的血液气体分析分别发生了哪些变化?分析其发生机制。

(2) 各型单纯性酸碱平衡紊乱时呼吸曲线分别有什么变化?分析其发生机制。

(3) 比较治疗单纯性酸碱平衡紊乱方法的异同。

三、常用血气分析指标及其正常值

常用血气分析指标及正常值见表 4-1。

表 4-1　常用血气分析指标及其正常值

血气分析指标	正常值
pH	7.35～7.45
总二氧化碳(TCO_2)	24～32mmol/L
二氧化碳分压($PaCO_2$)	4.65～6.0kPa(35～45mmHg)
氧分压(PaO_2)	9.97～13.3kPa(75～100mmHg)
氧含量(CO_2)	7.6～10.3mmol/L
氧饱和度(SO_2)	95%～98%
P_{50}(氧饱和度 50% 时的氧分压)	3.19～3.72kPa(24～28mmHg)
二氧化碳结合力(CO_2Cp)	22～31mmol/L
碳酸氢根(HCO_3^-)	18～23mmol/L

续表

血气分析指标	正常值
剩余碱或碱不足（BE）	$-3 \sim 3$ mmol/L
缓冲碱（BB）	$45 \sim 55$ mmol/L
标准碳酸氢盐（SB）	$22 \sim 27$ mmol/L
实际碳酸氢盐（AB）	$22 \sim 27$ mmol/L
阴离子间隙（AG）	$10 \sim 14$ mmol/L

参 考 文 献

金惠铭.2008.病理生理学.第7版.北京:人民卫生出版社.

徐海.2003.医学机能学实验教程.北京:北京大学医学出版社.

杨洪艳.2003.病理生理学实验指导.郑州:郑州大学医学出版社.

叶任高.2004.内科学.第6版.北京:人民卫生出版社.

（李光华　田　珏　彭　涛）

第五章　失血性休克及其抢救

一、实验目的与要求

（1）复习动脉血压的形成与影响因素、血压的神经与体液调节，以及微循环的结构、功能及灌流特点等基础知识。

（2）掌握复制休克动物模型的方法，进一步巩固家兔股动脉、颈总动脉和颈外静脉的分离、插管手术等技能、巩固血压，呼吸的描记方法，学习使用数字体温计测肛温法，了解全自动血气分析仪测血气的方法，提高实验操作技能。

（3）通过分别复制家兔失血性休克和感染性休克模型的方法，观察休克时动物各项指标和微循环的变化及对机体的影响，分析休克的发生机制，并对不同类型休克进行治疗，探讨各种药物的作用机制。

（4）熟悉休克的分类、临床症状、体征及其防治原则。

二、实验内容

（一）休克相关基础知识回顾

1. 血压的形成及调节　动脉血压是反映心血管功能的一个重要指标。动脉血压的高低主要取决于心输出量、外周阻力、循环血量与血管容积等因素，因此，凡能影响心输出量、外周阻力及循环血量的各种因素均能影响动脉血压。在整体实验中，心血管活动受神经和体液的调节。神经调节主要通过各种心血管反射而实现，其中较重要的反射是颈动脉窦和主动脉弓压力感受器反射即减压反射。支配心脏的传出神经有交感和迷走神经，但绝大多数血管都受交感缩血管神经支配，它们均通过其末梢释放的神经递质与心肌和血管壁平滑肌的相应受体结合发挥生理作用。心交感神经兴奋时，心率加快，收缩力加强，使心输出量增加，同时血管收缩，外周阻力增加，导致动脉血压升高；而心迷走神经兴奋时，心率减慢，心肌收缩力减弱，使心输出量减少，动脉血压降低。

心血管活动除受神经调节外，还受血液中化学物质及相应药物的影响，拟肾上腺素药，如肾上腺素、去甲肾上腺素、异丙肾上腺素和多巴胺等，通过激动 α 和（或）β 受体影响心脏和血管的活动，改变心输出量和外周阻力，进而影响动脉血压。外源性给予乙酰胆碱可产生类似心迷走神经兴奋时的心脏抑制效应，并激动血管内皮细胞上的 M 受体，释放 NO，舒张血管，降低外周阻力，从而降低动脉血压。酚妥拉明、普萘洛尔和阿托品等可通过阻断 α 受体、β 受体和 M 受体而拮抗上述药物的效应作用。

2. 对休克的认识　休克是英语 shock 的音译，源于希腊文，shock 的原意是震荡或打击，是涉及临床各科的常见危重病症。大量研究表明：各种不同原因引起的休克，都有一个共同的发病环节，即交感-肾上腺髓质系统强烈兴奋，导致微循环障碍。休克发病的关键不在于血压,而在于血流,其机制不是交感-肾上腺髓质系统衰竭或麻痹,而是交感-肾上腺髓质系统的强烈兴奋。目前认为:休克是各种强烈致病因子作用于机体引起的急性循环衰竭,其特点是微循环障碍、重要脏器的灌流不足和细胞功能代谢障碍,由此引起的全身性危重的病理过程。

3. 休克的病因分类

(1) 失血与失液:通常 15min 内失血量少于全血量的 10%,机体可通过代偿使血压和组织灌流量保持稳定。但快速失血量超过总血量 20% 左右时,即可引起休克,超过总血量 50% 则往往导致机体迅速死亡。剧烈呕吐、腹泻、肠梗阻、大汗淋漓等导致体液大量丢失也可引起有效循环血量的锐减。

(2) 烧伤:大面积烧伤,伴有血浆大量丢失,可引起烧伤性休克。早期与疼痛及低血容量有关,晚期可继发感染,发展为败血症休克。

(3) 创伤:严重创伤可导致创伤性休克。尤其是在战争时期多见,这种休克的发生与疼痛和失血有关。

以上三种休克共同环节都有血容量降低,可统称为低血容量性休克。

(4) 感染:严重感染特别是革兰阴性细菌感染常可引起感染性休克。感染性休克按血流动力学的特点分为:低动力型(低排高阻性或冷休克)和高动力型(高排低阻性或暖休克)两型。

(5) 过敏:给过敏体质的人注射某些药物(如青霉素)、血清制剂或疫苗可引起过敏性休克,这种休克属 I 型变态反应。发病机制与 IgE 及抗原在肥大细胞表面结合,引起大量的组胺和缓激肽形成并进入循环,导致血管床容积扩大和毛细血管通透性增加有重要关系。

过敏性休克和感染性休克都有血管床容量增加。高动力型的感染性休克和过敏性休克时血管扩张,血管床容积增加,有效循环血量相对不足,导致回心血量减少,组织灌流量下降。

(6) 急性心力衰竭:大面积急性心肌梗死、急性心肌炎、心包填塞及严重的心律失常(房颤与室颤),引起心输出量明显减少,有效循环血量和组织灌流量下降,称为心源性休克。

(7) 强烈的神经刺激:剧烈疼痛,高位脊髓麻醉或损伤,可引起神经源性休克。

4. 休克的始动环节分类(图 5-1)

(1) 低血容量性休克:因血容量减少引起的休克称为低血容量性休克。可见于失血、失液、烧伤及创伤等。机制:大量体液丧失造成血容量下降,静脉回流量减少,心输出量严重不足,血压降低反射性引起交感神经兴奋,导致外周血管收缩,组织灌流量急剧减少,引起休克。

(2) 血管源性休克:由于血管活性物质的作用,使小血管舒张血管床容积扩大,血液淤积使有效循环血量减少引起的休克。见于感染性、过敏性和神经源性。

(3) 心源性休克:心脏泵功能衰竭,心输出量急剧减少,有效循环血量下降所引起的休克。

5. 休克的血流动力学分类 休克按照血流动力学可分为低动力(低排高阻)型休克和高动力(高排低阻)型休克(表 5-1)。

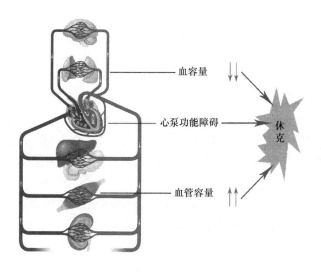

图 5-1　休克发生的始动环节

表 5-1　休克的血流动力学分类

	外周阻力	心输出量	血压	脉压	皮温
高排低阻型休克	降低	增多	稍降低	增加	高(暖休克)
低排高阻型休克	增加	减少	降低不明显	减小	低(冷休克)
低排低阻型休克	降低	减少	降低	减小	低

6. 微循环的组成、功能与调节　微循环(microcircle)是指微动脉到微静脉之间的微血管中的血液循环,是循环系统的最基本的结构单位。

(1) 微循环的组成:典型的微循环由微动脉、后微动脉、毛细血管前括约肌、真毛细血管、微静脉、直捷通路和动-静脉吻合支等部分组成。

(2) 微循环的功能:通过阻力血管(微动脉、后微动脉)调节全身的血压和血流分布;通过容量血管(微静脉)调节回心血量;通过交换血管(真毛细血管)进行营养物质与代谢产物的交换。

(3) 微循环的调节:神经调节通过肾上腺素能 α-受体与 β-受体进行调节;缩血管物质、扩血管物质的共同作用局部代谢产物(舒血管物质)的反馈调节。

7. 休克的分期、微循环变化主要特点及各期的临床表现　休克根据微循环的变化分为三期(以典型的失血性休克为例),即缺血性缺氧期(代偿期)、淤血性缺氧期(可逆性失代偿期)和微循环衰竭期(不可逆期)。

(1) 缺血性缺氧期:微循环血管持续痉挛、毛细血管前阻力增加、大量真毛细血管网关闭、动静脉短路开放,组织灌流量减少。出现少灌少流,灌少于流的现象。该期患者的临床表现为面色苍白,四肢冰冷、出冷汗,脉搏细速,脉压降低,尿量减少,烦躁不安。该期血压可骤降(如大失血时)、也可略降,甚至正常或略升(代偿)。由于血液的重新分布,心脑灌流可以正常,神志一般清楚。该期为休克的可逆期。

(2) 淤血性缺氧期:毛细血管的后阻力大于前阻力、真毛细血管开放数目增多、血管运动现象消失、血流缓慢、红细胞聚集、白细胞滚动、黏附、贴壁嵌塞、血浆外渗、血黏度增加、出现"泥化"淤滞。组织处于多灌少流,灌大于流的状态,缺氧更为加重。该期血压进行性下降,心音低钝、神志淡漠、昏迷、少尿甚至无尿、脉搏细速、皮肤发绀。

（3）微循环衰竭期:微循环血管麻痹扩张,血细胞黏附聚集加重,微血栓形成,组织不灌不流,灌流停止。

8. 休克的治疗

（1）一般措施:休克患者体位一般采取卧位,抬高下肢20°~30°以增加回心血量和减轻呼吸的负担。保持呼吸道通畅,及时清除呼吸道分泌物。间断吸氧,增加动脉血氧含量。控制活动性大出血,保持患者安静,注意保暖。

（2）补充血容量:补充血容量,及时恢复血流灌注,是抗休克的基本措施。及时补充血容量,时间较短的休克,特别是低血容量休克,均可较快地纠正,不需再用其他药物。因此必须迅速建立1~2条大口径的静脉输液通道,快速输入晶体如平衡盐溶液,接着输入全血,以改善贫血和组织缺氧,加速组织细胞的灌注。补液量应以"需多少,补多少"为原则。对大多数外科休克患者来说,这期间需要进行手术,以消除休克病因。一般认为外科感染休克患者术前准备不宜超过2h。严重感染性休克患者病情复杂,又常有心肌损害和肾脏损害,过多补液将导致不良后果。因此,为了掌握血容量补充和观察心脏对输液的负荷情况,应动态监测肺动脉楔入压和中心静脉压,作为调节补液量的依据。

（3）病因治疗:同补充血容量一样重要。如内脏出血的控制,消化道穿孔的修补,坏死肠袢切除和脓液的引流等,在快速补充有效循环血量后,应抓紧时机施行手术去除原发病变,才能从根本上控制休克。在紧急止血方面,可先用暂时性止血措施,待休克初步纠正后,再进行根本的止血手术。若暂时性止血措施难以控制出血,应一面补充血容量,一面进行手术止血。外科感染性休克中,应根据感染的种类和性质,应用有效的抗生素大剂量静脉滴注。外科感染原发病灶的存在是引起休克的重要原因。应尽量手术处理,才能纠正休克和巩固疗效。经过1~2h积极治疗休克未见好转,亦应进行手术处理原发感染灶。

（4）合理使用血管活性药物:血管活性药物分为缩血管药物(间羟胺、去甲肾上腺素、去氧肾上腺素等)和扩血管药物(阿托品、山莨菪碱、异丙肾上腺素等)。血管活性药物必须在纠正酸中毒的基础上使用。一般来说,休克早期经充分扩容后,可选择性地舒张微血管。休克后期,可选用缩血管药,特别是过敏性休克和神经源性休克,使用缩血管药物是最佳的选择。早期轻型的休克或高排低阻型休克,在综合治疗的基础上,也可采用缩血管药物。血压过低,降低到心脑血管临界关闭压(7.0kPa)以下,扩容又不能迅速进行时,应使用缩血管剂升压,用来保证心脑重要器官的灌流。

（5）细胞损伤的防治:休克时细胞损伤有的是原发的,有的是继发于微循环障碍之后发生的。改善微循环是防止细胞损伤的措施之一,还可使用细胞保护剂、补充能量以纠正细胞功能。

（6）体液因子拮抗剂的作用:如TNF-α单克隆抗体;卡托普利等拮抗肾素-血管紧张素系统;苯海拉明拮抗组胺;抑肽酶能减少激肽的生成;皮质激素也能抑制磷脂酶 A_2 以减少前列腺素和白三烯的生成,减少血小板激活因子和一氧化氮的生成;非甾体类药物(阿司匹林、吲哚美辛等)能抑制环氧合酶,减少前列腺素的生成;纳洛酮可拮抗内啡肽;SOD是氧自由基的清除剂,别嘌呤醇是黄嘌呤氧化酶的抑制剂,均能减少氧自由基对机体的损伤。以上药物和试剂虽然尚处于实验性治疗阶段,但已显示有一定的抗休克疗效。

（7）防止器官功能衰竭:应预防DIC及重要器官功能衰竭,如一旦出现,除采取一般的治疗外,还应针对不同器官衰竭采取不同的治疗措施,如出现急性心力衰竭时,除停止和减少补液外,尚应强心、利尿,并适当降低前、后负荷;如出现休克肺时,则正压给氧,改善呼吸功能;如出现肾功能衰竭时,应尽早利尿和进行透析等措施,并防止出现多系统器官功能衰竭。

(8)预防:休克的预防应采取综合措施。对有可能发生休克的伤病员,应针对病因,采取相应的预防措施。对外伤病员要进行及时而准确的急救处理。活动性大出血者要确切止血;骨折部位要稳妥固定;软组织损伤应予包扎,防止污染;呼吸道梗阻者需行气管切开;需运送者,应争取发生休克前运送,并选用快速而舒适的运输工具。运送患者途中要持续输液,并做好急救准备,为防止脑缺血,应取脚前头后位,使患者头部与行进方向相背。严重感染病人,采用敏感抗生素,静脉滴注,积极清除原发病灶(如引流排脓等)。对某些可能并发休克的外科疾病,抓紧术前准备,2h内行手术治疗,如坏死肠段切除。必须充分做好手术病人的术前准备,包括纠正水与电解质紊乱和低蛋白血症;补足血容量;全面了解内脏功能;选择合适的麻醉方法。还要充分估计术中可能发生休克的各种因素,采取相应的预防低血容量性休克的措施。

(二) 临床典型病例分析与讨论

【临床病例 1】

男性,44 岁,有多年胃溃疡病史。入院前一天排黑便 2 次。入院查体:神志淡漠,血压 8/5.33kPa(60/40mmHg),脉搏 131 次/分,脉细而弱,皮肤冰冷。入院后患者又排黑便 1 次。以往血常规检查在正常范围。给予止血治疗,输液和输血共 500ml。患者24h 尿量约 50ml。实验室检查: Hb 90g/L, pH 7.3, $PaCO_2$ 4.0kPa(30mmHg), HCO_3^- 16mmol/L,红细胞压积 25%。

讨论:

(1) 该患者发生休克了吗? 属于哪种类型? 处于哪一期? 其机制是什么?

(2) 请解释该患者各种临床表现和实验室检查结果的病生理基础。

(3) 该患者应如何治疗?

【临床病例 2】

女性,58 岁。

主诉:腹痛、发热、黄疸 4 天,伴无尿、神志不清 1 天。

现病史:患者于 10 月 5 日下午出现上腹部持续性疼痛,阵发性加剧,向肩背部放射,伴发热,体温最高达 40℃左右。病后即在当地医院就诊,拟诊为"重症胆管炎",经抗感染、激素、补液等治疗,无明显好转,出现血压下降,BP 9.33/6.67kPa(70/50mmHg),经静滴多巴胺,间羟胺治疗,血压稳定在该水平。24h 尿量约 80ml,全身躯干、四肢皮下淤血,且神志不清,急诊来我院,以"重症胆管炎"收住。自起病以来,患者精神、食欲差,大便无异常,小便 80ml/天,体力差,体重无明显改变。

既往史:于 2004 年 5 月在当地行胆囊切除术。

体格检查:T 37.2℃,R 25 次/分,P 117 次/分,BP 9.33/6.67kPa(70/50mmHg)。神志不清,皮肤黏膜黄染,双侧瞳孔等大,等圆。颈软,气管居中。双肺未闻及干、湿啰音,心界无扩大,心音低,节律齐。右上腹见长约 8cm 手术瘢痕,腹软,上腹压痛,腹水征(+),肝脾肋下未及,躯干皮下淤血。生理反射存在,病理反射未引出。

门诊 B 超提示:胆总管多发结石;肝内外胆管扩张;腹水。血常规:WBC 21.6×10⁹/L,淋巴细胞 0.026,单核细胞 0.013,中性粒细胞 0.961,PLT 100×10⁹/L。血生化:BUN 7mmol/L,Cr 252.5μmol/L,K⁺ 3.1mmol/L,Na⁺ 139mmol/L。血气分析:pH 7.42,PaO₂ 49mmHg,PaCO₂ 33.5mmHg,HCO₃⁻ 22mmol/L,SaO₂86%。DIC 全套:3P 阳性。PT = 18.2 S(正常 13 S);KPTT = 34 S(正常 32S);D-D 二聚体≥2.0 μg/ml;FDP(+);纤维蛋白原 6.2g/L。

讨论:

(1) 该病例有哪些病理过程,判断依据是什么?

(2) 该患者发生休克了吗? 属于哪种类型? 处于哪一期? 其原因是什么?

(3) 该患者血压为何降低? 使用多巴胺、间羟胺进行治疗,能够维持血压稳定,为什么?

(4) 患者出现神志不清、皮下淤血的发生机制是什么?

(5) 该患者血生化指标是否正常,说明了什么问题? 为什么?

(6) 该患者血气指标是否正常,为什么? 测定血气指标有什么意义?

(7) DIC 全套结果说明了什么?

(8) 该患者应如何治疗?

【临床病例 3】

男性,28 岁。1998 年 10 月 21 日 16 时 35 分来院。

主诉:胸部创伤后,胸痛、气促、半小时。

现病史:患者于半小时前在下班回家的路上,被迎面驶来汽车上掉下的铁管击中左侧胸部并随即跌倒,爬起后出现左胸部持续性疼痛,呼吸时加剧,遂徒步赴某市级医院就诊。

既往史:既往体健,否认遗传与传染病史。

体格检查:T 36.5℃,R 28 次/分,P 117 次/分,BP 14.67/10.67kPa(110/80mmHg)。神志清楚,皮肤黏膜无出血点及黄染,双侧瞳孔等大,等圆。颈软,气管居中。心界无扩大,心音低,节律齐。双肺未闻及干、湿啰音,左胸锁骨中线至腋前线第 5、6、7 肋骨处红、肿、痛。左侧胸部饱满、呼吸运动减弱。腹平、软,无压痛,肝脾肋下未及。生理反射存在,病理反射未引出。

初步诊断:多发性肋骨骨折。

嘱患者急行胸部 X 线检查,检查提示:左胸部多发性肋骨骨折(5、6、7 肋骨)。此时患者面色苍白,呼吸浅快(36 次/分),脉搏细数(124 次/分),烦躁不安,BP 12/7.33kPa(90/70mmHg),5 时 40 分时,护送至胸外科病房后,取仰卧位,快速在一侧踝部和右侧肘部建立液体通道,在输注晶体溶液的同时,于左腋后线第九肋间隙行左胸腔"闭式引流",引流物为大量鲜红血样液体,患者精神萎靡、意识恍惚,BP 9.33/6.67kPa(70/50mmHg)。立即推送手术室。

讨论：

（1）该患者患何种疾病？诊断依据是什么？

（2）该患者体内发生了哪些主要的病理生理变化？发生机制是什么？

（3）该患者应采取何种治疗原则？具体措施是什么？

（4）分析该患者的预后，并就本病例的诊治过程提出你的看法。

（三）失血性休克动物模型复制及救治

【家兔失血性休克】

1. 实验材料

（1）实验动物：实验选用体重 2kg 左右、常规饲养的健康家兔，雌雄兼用。

（2）实验仪器：兔手术台，哺乳动物手术器械（手术刀、剪、镊、钳等），棉绳，注射器（0.5ml、2ml、5ml、10ml、50ml），BL-420 生物机能试验系统，分析天平，粗天平，兔秤，恒温磁力搅拌器，半自动生化分析仪，分光光度计，LG15-W 离心机，恒温水浴，微循环灌流盒，数码图像分析系统，压力换能器，张力换能器，记滴器，中心静脉压测定装置，数字温度计，手术灯，气管插管，动脉插管，膀胱插管，动脉夹，刺激器，保护电极，三通管，9 号头皮针，三通，纱布、0# 、4# 丝线。

（3）实验试剂：0.5% 肝素，20% 氨基甲酸乙酯（乌拉坦）、大肠杆菌内毒素（ $E.\ coli$ O_{26} B_6 ，Difco 公司产品，美国）、0.01% 去甲肾上腺素（NA）、山莨菪碱、生理盐水、5% 葡萄糖盐水、低分子右旋糖酐、任氏液。

2. 实验方法

（1）动物的麻醉与固定：捉拿家兔、称重。由耳缘静脉缓慢注入 20% 乌拉坦（5ml/kg），待兔角膜反射或脚趾疼痛反射完全消失、呼吸减慢后，将其仰卧固定于兔台上，从耳缘静脉缓慢滴入 0.9% NaCl 溶液（5~10 滴/分），剪去颈部、左侧腹中部、下腹正中及一侧股部兔毛。

（2）分离颈部神经、气管和血管：在颈部正中沿着甲状软骨下缘至胸骨柄上缘做一长 4~5cm 的纵向切口，逐层分离筋膜层和颈部肌群，暴露气管。①分离气管并插管：剥离气管外侧的筋膜，在气管下方穿一根 4# 号线，行气管插管并固定。②分离右侧颈外静脉：用手指从皮肤外将右侧颈部组织顶起，即可于皮下见到壁薄、粗大呈暗紫色的颈外静脉。沿血管走行用血管钳小心分离周围的结缔组织，暴露约 2.0cm，于其背侧穿两根 0# 号线备用。③分离左颈总动脉：在气管两侧深处，可见到与气管平行的左、右颈总动脉，颈总动脉旁有一束神经与动脉伴行，分离左侧颈总动脉约 2.0cm，穿两根 0# 号线备用。

（3）股部手术：在一侧股三角区触摸到股动脉搏动，沿动脉走向做一长 3~5cm 的皮肤切口，分离皮下组织与股血管神经鞘后，钝性分离股动脉（注意：白色的股神经位于血管神经鞘的外侧，其内侧是紫蓝颜色的股静脉，股动脉位于股神经和股静脉的中间偏背侧），并在其下穿两根 0# 线。

（4）膀胱插管：在耻骨联合上 4cm 处沿腹白线向下做 3cm 长皮肤切口，以温生理盐水纱布保护后，将膀胱牵拉出腹腔，在膀胱顶部剪开膀胱，向心插入充有生理盐水的膀胱插管，用 4# 线结扎后，将膀胱插管末端与尿液记滴器相连，记录尿滴。

（5）家兔肠系膜微循环活体标本制备：在左中腹腹直肌旁做 6cm 纵行的切口，钝性分离肌肉，打开腹腔后，将卵圆钳衬以湿的盐水纱布伸入左下腹侧（紧贴前腹壁），钳出

8~12cm 的回肠祥,轻轻拉出腹腔,以温生理盐水纱布保护,平铺于微循环灌流盒观察台上,盒内以 38℃任-台氏溶液恒温灌流。然后将兔肠系膜灌流盒固定于显微镜载物台上。

(6) 全身血液肝素化:耳缘静脉注射 0.5% 肝素(2ml/kg)。

(7) 血管插管:①向股动脉插入充满肝素带有三通接头的细塑料管一根,结扎固定。②做颈总动脉插管并结扎、固定,将动脉插管及气管插管分别与 BL-420 生物机能实验系统的血压传感器和张力传感器相连。③做颈外静脉插管并结扎、固定、记录正常中心静脉压。

(8) 记录直肠温度:将末端涂有液状石蜡的数字温度计探头缓慢插入家兔肛门,深约2.5cm,待显示屏上的数字稳定后,方可读取直肠温度。

(9) 打开计算机,进入动脉血压的调节界面,即可进行实验观测(注意:调整好计算机参数后,在整个实验过程中不要再变动)。

(10) 观察项目

1) 组织微循环血流观察(直接或间接)项目及指标:皮肤、黏膜颜色,球结膜血管口径及血流,亦可提起耳壳对光透视血管口径及血流。

2) 观察家兔肠系膜微循环变化。

3) 测血气:用毛细玻璃管从股动脉插管的三通接头处采血,用全自动血气分析仪测定其 pH、PaO_2、$PaCO_2$、BE、HCO_3^-,测肛温一次并记录。

4) 测血乳酸与丙酮酸含量:用 2ml 注射器自股动脉插管的三通接头处采血 2ml,用生化分析仪分别测定血乳酸与丙酮酸含量。

5) 大量放血:经股动脉插管放血于注射器内,放血量约占全血量的 1/5~1/4[全血量以约占体重的 7%(70ml/kg)计算],放血时间为 3~5min(切勿过快),放血过程中可见血压开始迅速下降,以后又略有上升。待血压(平均动脉压)稳定在 4.0~5.33kPa(30~40mmHg)后,停止放血。如果血压回升,可再放血,当血压低于 4.0kPa(30mmHg)时,可将放出的血立即由股动脉加压回输若干,使整个观察期内血压始终维持在 4.0~5.33kPa(30~40mmHg)水平,即失血性休克状态。观察并记录血压、CVP、呼吸的变化,每 5min 记录一次平均动脉压、收缩压、舒张压,观察时间为 30~40min。重复测定血气、血乳酸、丙酮酸含量与肛温。

注意:放出的血液以 50ml 注射器(抗凝)收集,备作下一部分实验抢救时用。

6) 失血性休克家兔活体小肠肠系膜微循环观察(示教):大量放血后,毛细血管内径在10min 后开始缩小,30min 后缩小到最小。当平均动脉压为 6.0±0.267kPa(45±2mmHg)后,10μm 以下毛细血管血流速度和血流量随时间逐渐下降,30min 后可见视野内毛细血管数目减少、口径变小,部分微血管内可见轴流消失、血流摆动、断流、白细胞附壁翻滚、甚至停流等现象。

7) 实验性抢救:根据失血性休克的病理生理变化,按休克发病学的防治原则进行纠酸、扩容、应用血管活性药物及防治细胞损伤等治疗,自行设计抢救方案,观察并比较各项救治措施后血压和微循环的变化。

8) 耳缘静脉输液:经三通自耳缘静脉分组进行抢救:①5% 葡萄糖生理盐水组:快速输入与放血量相等的生理盐水(30min 输完)后,再经静脉滴注 5% 葡萄糖生理盐水 25ml。②去甲肾上腺素组:快速输入与放血量相等的生理盐水(30min 输完)后,再静脉滴注 0.01%

去甲肾上腺素溶液(生理盐水配制)25ml,观察各项指标变化。③山莨菪碱:快速输入与放血量相等的生理盐水(30min 输完)后,再静脉滴注 0.05% 山莨菪碱溶液(生理盐水配制)25ml,观察各项指标变化。④全血:快速输入与放血量相等的生理盐水后(30min 输完),将放出的血液全部倒入输液瓶内,快速输回。抢救治疗后,观察、测定各项指标。

注意:各组必须在输入与放血量相同的生理盐水后再分组进行抢救。

3. 实验结果

(1)家兔失血性休克前、后血压等指标变化(表5-2)。

(2)家兔失血性休克血气分析(表5-3)。

(3)家兔失血性休克血乳酸、丙酮酸含量比较(表5-4)。

(4)家兔失血性休克前、后肠系膜微循环的某些变化(表5-5)。

表5-2 家兔失血性休克前、后血压等指标变化

观察指标 动物状况	血压(mmHg)	呼吸(次/分)	中心静脉压(cmH_2O)	尿量(滴/min)	肛温(℃)
休克前					
休克					
抢救					

表5-3 家兔失血性休克前、后血气分析

观察指标 动物状况	pH	$PaCO_2$(mmHg)	HCO_3^-(mmol/L)	BE(mmol/L)	PaO_2(mmHg)
休克前					
休克					
抢救					

表5-4 家兔失血性休克前、后血乳酸、丙酮酸含量比较

观察指标 动物状况	血乳酸 (mmol/L)	丙酮酸 (mmol/L)
休克前		
休克		

表5-5 家兔失血性休克前、后肠系膜微循环的某些变化

观察指标 动物状况	微血管口径 毛细血管数目 血液流速、流态
休克前	
休克	
抢救	

4. 注意事项

(1)耳缘静脉插管一经插入,应牢固固定,并在推注药物后缓慢滴注生理盐水(5～6滴/分)以保持该静脉通道的畅通,补充手术野丢失水分。

(2)麻醉药注射量要准,速度要慢,同时注意呼吸变化,以免过量引起动物死亡。如实验时间过长,动物苏醒挣扎,可适量补充麻醉药。

(3)手术操作时,动作要轻,以减少不必要的手术性出血。

(4)注意保护神经不要过度牵拉,并一直保持湿润。

(5)插管前先将管中充满肝素溶液,并排出气体。

(6)在整个实验过程中,要保持动脉插管与动脉自然走行方向一致,防止刺破血管或引起压力传递障碍。

（7）注射血管活性药物时，量不宜过多，同时密切观察血压变化，以免血压过低，家兔发生死亡，导致实验失败。

（8）每次给药后均以少量生理盐水冲洗注射器，以保证药液完全进入家兔体内。每项实验后，应等血压基本恢复并稳定后，再进行下一项实验。

（9）牵拉肠袢要轻，以免撕裂肠系膜造成失血。

思考题

（1）本实验家兔是否发生了休克？为什么？如果有休克发生，处于哪一期？其机制如何？

（2）本实验中哪些指标可用于临床休克的辅助诊断？联系诊断学知识，还有哪些指标可以作为休克的临床诊断？

（3）分析不同的抢救措施对休克的作用机制。

【大鼠感染性休克】

1. 材料　同失血性休克。

（1）实验动物：选用无特殊病原菌（SPF）雄性 SD 大鼠，体重 300~350g。

（2）实验仪器：同失血性休克。

（3）实验试剂：同失血性休克。

2. 实验方法　内毒素休克模型与分组：将 SD 大鼠随机分为内毒素组和对照组。两组动物于肌内注射氯胺酮（112mg/kg）和甲苯噻嗪（15mg/kg）麻醉后，依次切开颈部皮肤、皮下组织，钝性分离颈前肌肉后，分离右侧颈总动脉并插管至左心室，然后将该插管与 BL-420 生物机能实验系统的压力传感器相连，分离一侧股动、静脉，行插管术，其中股动脉插管与 BL-420 生物机能实验系统另一压力传感器连接，股静脉插管末端与三通相连（血管插管前，插管内应充满 0.5% 肝素抗凝）。内毒素组：一次性静脉注射大肠杆菌内毒素 10.0mg/kg。对照组：一次性静脉注射与内毒素组等剂量的生理盐水。

3. 观察指标及方法

（1）血流动力学监测：两组动物分别于静脉给药后 2h、4h、8h 应用 BL-420 生物机能实验系统，分别通过左心室插管和股动脉插管动态监测有关参数，包括平均动脉压（MAP）、心率（HR）、左心室收缩压（LVSP）、左心室舒张压（LVDP）、左心室平均压（LVAP）、左心室舒张末压（LVEDP）、左室内压变化速率（$\pm$LVdp/dt_{max}）等（表 5-6）。

（2）血气测定：分别于给药后 2h、4h、8h 以毛细玻管自颈动脉采血用于测定血气（表 5-7）。

表 5-6　各组大鼠心功能变化

观察指标 动物状况		左心室收缩压（LVSP）（kPa）	平均动脉压（MAP）（kPa）	心率（HR）（次/分）	左心室舒张压（LVDP）（kPa）	左心室平均压（LVAP）（kPa）	左心室舒张末压（LVEDP）（kPa）	左室内压变化速率（+LVdp/dt_{max}）（kPa/s）	左室内压变化速率（-LVdp/dt_{max}）（kPa/s）
对照组	2h								
	4h								
	8h								
内毒素组	2h								
	4h								
	8h								

表 5-7 各组大鼠血气指标的变化

动物状况	观察指标	pH	PaCO$_2$(mmHg)	HCO$_3^-$(mmol/L)	BE(mmol/L)	PaO$_2$(mmHg)
对照组	2h					
	4h					
	8h					
内毒素组	2h					
	4h					
	8h					

思考题

（1）感染性休克与失血性休克发生时其血流动力学变化是否相同？为什么？

（2）本实验大鼠是否发生了休克，属于何种类型，为什么？

（3）感染性休克的临床治疗原则是什么？

参 考 文 献

金惠铭.2007.病理生理学.北京：人民卫生出版社.

秦金.1995.病理生理学实习指导.陕西：陕西科技出版社.

孙军,李景峰,姚秀娟等.2000.山莨菪碱对内毒素休克兔血压及 NO 生成的影响.第四军医大学学报,21(7)：189~191.

姚泰.2006.生理学.北京：人民卫生出版社.

William F.Ganong.2000.Pathophysiology of disease.Beijing：McGRAW-HILL,278~281.

（杨晓玲　曹　军　胡淑婷）

第六章 血液循环机能障碍

一、实验目的与要求

（1）复制家兔急性心力衰竭动物模型。
（2）观察心力衰竭时家兔机能、代谢变化,特别是心功能的变化情况。
（3）熟悉家兔呼吸、血压、中心静脉压、心电图以及心功能的测定和记录方法。
（4）熟悉常见的心肌受损生化指标的意义及其测定。

二、实 验 内 容

（一）循环系统相关基础知识

1. 形态学知识　家兔心脏的结构与人一样,分成四个腔:左心房、左心室、右心房和右心室。其大体形态如图 6-1,心脏冠状动脉的分布和走行如图 6-2。

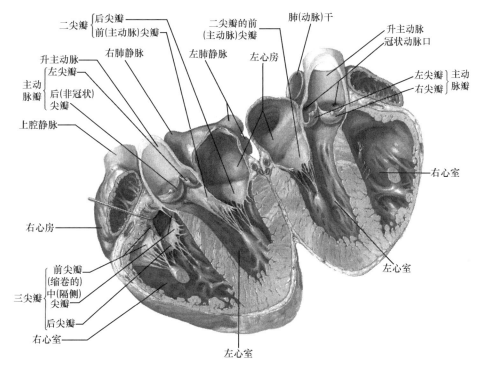

图 6-1　心脏的结构

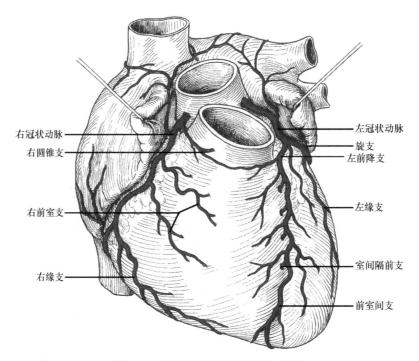

右冠状动脉

右圆锥支

右前室支

右缘支

左冠状动脉

旋支

左前降支

左缘支

室间隔前支

前室间支

图 6-2 心脏冠状动脉的分布和走行

心肌收缩的机制是肌丝滑动原理。其过程大致如下:①神经末梢将神经冲动传递给肌膜;②肌膜的兴奋经横小管传递给肌浆网,大量 Ca^{2+} 涌入肌浆;③Ca^{2+} 与肌钙蛋白结合,引起肌钙蛋白、原肌球蛋白发生构型或位置变化,暴露出肌动蛋白上与肌球蛋白分子头部结合的位点,二者迅速结合;④ATP 分解并释放能量,肌球蛋白的头及杆发生屈动,将肌动蛋白向 M 线牵引;⑤细肌丝在粗肌丝之间向 M 线滑动,I 带变窄,A 带长度不变,但 H 带因细肌丝的插入可消失,肌节缩短,肌纤维收缩;⑥收缩结束后,肌浆内 Ca^{2+} 被泵入肌浆网,肌钙蛋白等恢复原来构型,原肌球蛋白恢复原位又掩盖肌动蛋白位点,肌球蛋白分子头部与肌动蛋白脱离接触,肌纤维处于松弛状态。

2. 生理学及病理生理学知识

(1) 有关心脏的生理学知识:心脏的四个腔室构成左右两个并列的"泵",每个"泵"分别由一个心房和一个心室组成,分别将血液输送到体循环和肺循环。

心脏的收缩活动推动血液流动,将氧和营养物质输送至各个器官,并运走代谢产物。具体过程是:体循环血液经上、下腔静脉回流至右心房,通过三尖瓣入右心室,经肺动脉进入肺循环,在肺泡处进行氧与二氧化碳交换后,含大量氧的新鲜血液经肺静脉至左心房,流经二尖瓣到左心室,再通过主动脉将营养物质运输到全身各处,以满足机体新陈代谢的需要。

影响心排血量的因素很多,包括静脉回心血量、外周血管阻力、周围组织需氧量、血容量、体位、呼吸方式、心率和心肌收缩性等,其中心排血量的主要影响因素是:心率和每搏输出量。

心脏本身的血液供应来自左、右冠状动脉及其分支。左、右冠状动脉起源于主动脉根部瓣膜附近的主动脉窦。左冠状动脉主干行走于主动脉与左心房之间,进一步分出前降支和旋支。前降支在前面室间沟中下行至心尖,它供应左心室前壁和右心室。左旋支在前面房室沟中下行,并有分支至在心房、左室壁和后壁。右冠状动脉在后面房室沟中下行,有分支至窦房结、房室结和左心室后上部。在后面室间沟中是右冠状动脉的后降支,它供应左、右心室的后壁。

心电图可反映心脏兴奋的产生、传导和兴奋恢复过程中的生物电变化,而与心脏的机械收缩活动无直接关系。心脏每次兴奋过程中都会相继出现一个 P 波,一个 QRS 波群和一个 T 波,有时在 T 波后还可以出现一个小的 U 波。

1) P 波:反映左右两心房的去极化过程。

2) QRS 波群:反映左右两心室的去极化过程。典型的 QRS 波群包括三个紧密相连的电位波动,第一个向下的波称为 Q 波,第一个向上的波称为 R 波,紧接 R 波之后的向下的波称为 S 波。

3) T 波:反映心室的复极化过程,其方向与 QRS 波群的主波方向相同。

4) U 波:是在 T 波之后有可能出现的一个低而宽的波,方向一般与 T 波一致,可能与浦肯野纤维网的复极化有关。

5) PR 间期:是指从 P 波起点到 QRS 波起点之间的过程,代表由窦房结产生的兴奋经由心房、房室交界和房室束到达心室并引起心室肌开始兴奋所需要的时间。

6) QT 间期:是指从 QRS 波起点到 T 波终点的时程,代表从心室开始去极化到完全复极化所经历的时间。

7) ST 段:是指 QRS 波群终点到 T 波起点之间的线段。正常心电图上 ST 段与基线平齐。

(2) 有关心脏的病理生理学知识:心力衰竭(heart failure)又称“心肌衰竭”,是指心脏不能泵出与静脉回流及身体组织代谢所需相一致的血量。往往是由各种疾病引起心肌收缩能力减弱,从而使心脏的输出量减少,不能满足机体的需要,并由此产生一系列症状和体征。心瓣膜疾病、冠状动脉硬化、高血压、内分泌疾患、细菌毒素、急性肺梗死、肺气肿或其他慢性肺脏疾患等均可引起心脏病而产生心力衰竭的表现。妊娠、劳累、自静脉迅速大量补液等均可加重有病心脏的负担,而诱发心力衰竭。心力衰竭发生的机制有:

1) 心肌收缩功能降低:心肌收缩能力降低是造成心脏泵血功能减退的主要原因,可以由心肌收缩相关的蛋白改变、心肌能量代谢障碍和心肌兴奋-收缩耦联障碍分别或共同引起。

心肌收缩相关
蛋白改变
- 心肌收缩相关蛋白改变:包括心肌细胞数量减少、心肌细胞凋亡
- 心肌结构改变:包括心肌细胞肥大、部分心肌细胞凋亡和细胞外基质过度纤维化
- 心室扩张

心肌能量代谢障碍
- 能量生成障碍
- 能量储备减少
- 能量利用障碍

心肌兴奋-收缩耦联障碍
- 肌浆网钙转运功能障碍
- 心肌细胞外 Ca^{2+} 内流障碍
- 肌钙蛋白与 Ca^{2+} 结合障碍

2) 心肌舒张功能障碍:存在的机制有①钙离子复位延缓;②肌球-肌动蛋白复合体解离

障碍;③心室舒张势能减少;④心室顺应性降低。

3）心脏各部分舒缩活动不协调。

3. 心力衰竭的治疗原则　首先,防止和延缓心力衰竭的发生;其次,缓解临床心力衰竭患者的症状、改善其预后、降低死亡率。

（1）病因治疗

1）基本病因的治疗:对所有可能导致心脏功能受损的常见疾病如高血压、冠心病、糖尿病、代谢综合征等,在尚未造成心脏器质性改变前即应早期进行有效的治疗。如控制血压、血糖等。

2）消除诱因:常见的诱因为感染,尤其是呼吸道感染,应积极选用敏感的抗菌药物治疗。对心室率很快的心房颤动应尽快控制心室率,对于潜在的甲状腺功能亢进、贫血等诱因应注意发现并予以纠正。

（2）一般治疗

1）休息:控制体力活动,避免精神刺激,降低心脏的负荷,有利于心功能的恢复。根据病情适当安排患者的生活、活动和休息。轻度心力衰竭患者,可仅限制其体力活动,同时保证有充足的睡眠和休息。较严重的心力衰竭者应卧床休息,包括适当的脑力休息。当心功能改善后,应鼓励患者根据个体情况尽早逐渐恢复体力活动。对兴奋、烦躁不安的患者,可酌情给予镇静剂如安定等,但是对老年患者或重症患者尤其有肺气肿者应慎用。

2）控制钠盐摄入:慢性心力衰竭患者的血容量增加,因此减少钠盐的摄入有利于减轻水肿等症状,但应注意在应用强效排钠利尿剂时,过分严格限盐可导致低钠血症。

（3）药物治疗

1）利尿剂的应用:利尿剂是心力衰竭治疗中最常用的药物,通过排钠排水减轻心脏的容量负荷,对缓解淤血症状、减轻水肿有十分显著的效果。常用的利尿剂有:①噻嗪类利尿剂:如双氢噻嗪(双氢克尿塞);②祥利尿剂:如速尿(呋塞米);③保钾利尿剂:如安体舒通(螺内酯)、氨苯蝶啶、阿米洛利。

2）肾素-血管紧张素-醛固酮系统抑制剂:①血管紧张素转换酶抑制剂:如卡托普利、贝那普利、培哚普利;②血管紧张素受体阻滞剂:如坎地沙坦、氯沙坦、缬沙坦;③醛固酮受体拮抗剂:如螺内酯。

3）β 受体阻滞剂:如卡维地洛、美托洛尔、比索洛尔。

4）正性肌力药:①洋地黄类药物:如地高辛、洋地黄毒苷、西地兰(毛花苷 C)、毒毛花苷 K;②非洋地黄正性肌力药:如肾上腺素能受体兴奋剂多巴胺、磷酸二酯酶抑制剂米力农。

（二）血液循环机能障碍临床典型病例分析与讨论

【临床病例 1】

男性,17 岁,农民。

主诉:活动后心悸气促 4 个月余,近半月来出现双下肢水肿,并伴有发热。

现病史:4 年前曾先后出现右膝关节、肩及左臂关节痛,但无红、肿现象。2 年前再次发生右膝关节疼痛,伴有红、肿及全身发热,经治疗(用药情况不详)后痊愈。4 个月前发现每当体力活动后,即感心悸、气短,同时伴有咳嗽,而且痰中带血。3 个月前突然发生左上腹痛,2 天后消失。半月前开始出现两下肢水肿,心悸气促加重,每于夜间平卧后即感气喘,胸闷难受,坐起后感觉好转。近 10 天来,上述症状加重,于 1992 年 2 月 26 日入院。

体格检查:T 38℃,P 103 次/分,R 25 次/分,血压 16/10.7kPa(120/80mmHg)。发育正常,营养中等,神志清,查体合作。半坐位。右上眼睑结膜有数个针头大小的出血点。口唇发绀,双侧扁桃体 I 度肿大,颈静脉怒张,心界扩大,心尖区可闻 III 级收缩期吹风样杂音及舒张期隆隆样杂音,肺动脉瓣区第二音亢进,两肺可听到中小水泡音。腹部膨隆,肝大至锁骨中线肋下 6cm,剑突下 7cm,质地中等硬度,有轻度压痛。脾肋下 3cm,双下肢水肿,指端呈柞状指。

实验室检查:痰中发现心力衰竭细胞,RBC $3×10^{12}$/L,WBC $10.6×10^9$/L,中性粒细胞 0.81,淋巴细胞 0.17,尿 RBC 4~5/高倍镜视野,蛋白(+)。中心静脉压 $19cmH_2O$,臂肺循环时间 12s。

治疗经过:入院后给洋地黄制剂和利尿药,并用抗生素控制感染。于 3 月 14 日出现右腰部疼痛,3 月 17 日晚上 9 时呼吸困难加重,烦躁不安,两肺布满水泡音,经应用西地兰及给氧等方法抢救无效,于 10 时死亡。

尸体解剖所见:眼睑结膜有小出血点,口唇发绀,杵状指。心脏体积增大,各心腔扩张,心室壁增厚,二尖瓣短缩增厚,变硬,根部互相粘连,腱索变短、粗而硬。主动脉瓣变厚短缩,根部互相粘连。心室内面可见灰褐色赘生物(有数个)。肺淤血,槟榔肝,脾和肾有局灶性贫血性梗死。

讨论:

(1) 根据病史及尸检所见,对患者应做出哪些临床诊断? 其根据是什么?

(2) 本病的发病过程如何(包括病因及发病机理)?

(3) 心尖区为什么能听到双期杂音? 其产生机理如何?

(4) 患者为什么发生咳嗽、气短、痰带血丝? 为什么肺部可闻及中小水泡音及肺动脉瓣第二音亢进?

(5) 患者为什么夜间平卧后即感气喘、胸闷难受? 为什么坐起来后又开始觉得好转?

(6) 患者为什么会出现中心静脉压升高和循环时间延长的表现?

(7) 患者为什么有颈静脉怒张、肝脾肿大?

(8) 患者为什么出现双下肢凹陷性水肿? 其发生机理如何?

(9) 患者为什么发生左上腹、右腰部疼痛? 为什么白细胞增多,中性粒细胞计数为 0.81,红细胞减少,尿红细胞(++),尿蛋白(+)?

(10) 患者为什么发热? 其发生机理如何?

【临床病例 2】

男性,43 岁,工人,1981 年 3 月 27 日入院。

主诉:心慌、气短 14 年,近 10 天加重,伴有发热,咳痰,不能平卧。

现病史:该患者于 14 年前常于劳累后咳嗽、心慌,但休息可缓解。4 年前开始,一般体力活动即引起心悸、气短,有时双下肢出现轻度水肿,咳白色泡沫痰。经"强心、利尿"治疗后,症状好转,但常反复发作。入院前 10 天,又因感冒着凉、发烧、寒战、咳嗽,咳黄色痰,且痰中带有血丝,咽疼,流涕,并且心悸、呼吸困难逐渐加重。入院前胸闷。恶心,右上腹有饱胀感,夜间常被迫坐起,双下肢明显水肿,且痰量逐日增多,高热不退,食欲不振,尿量减少,故来院就诊。

既往史:20 年前曾患"风湿病",无结核、肝炎、肾炎病史。

体格检查:体温 38.9℃,脉搏 110 次/分,呼吸 27 次/分,血压 13.3/9.3kPa(100/70mmHg)。发育正常,营养中等,声音嘶哑,呼吸急促,不能平卧,口唇发绀,眼睑水肿,咽部红肿、扁桃体肿大,颈静脉怒张,四肢末端轻度发绀,两肺散在中小水泡音及痰鸣音,心尖搏动在左第五肋间锁骨中线外 1.5cm,心界向左扩大,心率 120 次/分,节律不齐,心音强弱不等,心尖部可闻及收缩期吹风样杂音及舒张期隆隆样杂音。肝在肋下 3.0cm,剑突下 4.4cm,质地中等,有触痛。肝颈静脉回流试验阳性,脾在肋下 2.0cm,腹部无明显移动性浊音,双下肢凹陷性水肿(++)。

实验室检查:①RBC $5×10^{12}$/L,WBC $12.5×10^9$/L,中性粒细胞 0.81,嗜酸粒细胞 0.02,淋巴细胞 0.17,Hb 120g/L,血小板 $80×10^9$/L。②血沉 25mm/h,抗"O">500U。③PaO_2 81mmHg,$PaCO_2$ 60mmHg,BE -6mmol/L,pH 7.22。④血钾 6.5mmol/L。NPN 64mg%。⑤尿蛋白(+),尿比重 1.025。⑥心电图显示异位节律,T 波离尖,ST 段下移,两侧心室肥厚。⑦X线显示两肺纹理增粗,双肺散在大小不等、模糊不清的片状阴影,心脏向两侧扩大,肺动脉突出。

住院经过:入院后经强心、利尿和抗感染等处理,症状略有好转。但于 30 日晚 7 点,患者病情突然加重,胸痛,呼吸极度困难,咳出大量粉红色泡沫样痰,两肺中下部有密集的中小水泡音,全肺可闻哮鸣音,心律呈奔马律。体温 37.5℃,血压 5.33/1.33kPa(40/10mmHg)。立即进行抢救。

4h 后,患者皮下及注射部位出现片状紫斑与点状出血,恶心,呕吐,吐出少量带血食物。排尿 20ml,为肉眼血尿。当时测得凝血酶原时间延长,血浆鱼精蛋白副凝试验阳性,血小板 $40×10^9$/L。31 日凌晨 2 点,出现陈-施呼吸,患者处于深度昏迷状态。

讨论:

(1) 入院诊断及依据各是什么?

(2) 根据该患者的病程记录,分析其会有哪些病理生理学改变,它们之间的关系如何?

(三) 血液循环机能障碍动物模型的复制、观察分析及救治

1. 实验材料

(1) 实验动物:2kg 左右家兔,雌雄不限。

(2) 实验器械:动物手术器械一套、乳突牵开器、家兔手术台、兔头固定夹、中心静脉压测定装置、BL-420 生物机能实验系统、张力换能器、压力换能器、动脉插管、动脉夹、听诊器、缝合线、502 胶水、5ml 注射器、20ml 注射器、20% 乌拉坦溶液、0.5% 肝素溶液、0.9% 氯化钠溶液。

2. 实验方法

(1) 取 2kg 左右的家兔一只,称重,以 20% 乌拉坦溶液(5ml/kg)自耳缘静脉缓慢注射全麻,背位固定在家兔手术台上,剪去颈部、左侧胸部、一侧股部兔毛。

（2）分离气管、颈总动脉、颈外静脉:做颈部正中切口,分离出气管,并置一根 4#线备用,然后分离右侧颈总动脉、右侧颈外静脉,并置 2 根 0#线备用。

（3）股动脉分离:于腹股沟中点股动脉搏动处沿动脉走行方向切口,分离位于股静脉和股神经中间背侧的股动脉,并置 2 根 0#线备用。

（4）开胸暴露心脏:自颈部皮肤切口向尾侧延伸,做胸部正中切口 6cm,紧靠胸骨中线左缘用长直血管钳从第四肋骨到第一肋骨处钳夹全层胸大小肌,并沿血管钳左缘切断胸大小肌,充分暴露肋软骨和肋间肌。

"V"字形结扎:目的在于结扎左侧乳房内动脉(即胸廓内动脉)。取弯血管钳,在其前端夹持一根 4#线,于第二肋骨和肋软骨交界的前缘垂直刺破肋间内外肌及壁层胸膜,斜向内前方走行,从第一肋软骨和胸骨交界处后缘穿出,退出血管钳引出结扎线,牢固结扎,再用带线的血管钳从原刺入点刺入,斜向内后走行,从第二肋软骨下方穿过于第二肋间隙紧靠胸骨左缘处中点穿出引出结扎线,退出血管钳,牢固结扎。穿刺点示意图如图 6-3 所示。

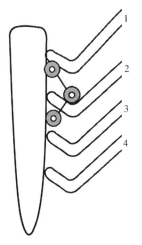

图 6-3　"V"字形结扎示意图

紧贴胸骨左缘用粗剪刀小心剪断 4、3、2 肋软骨和肋间内外肌,再用乳突牵开器缓慢撑开胸壁切口约 2cm,充分暴露心包和心脏。

（5）气管插管:于头侧方向在第 5~6 气管环处横断剪开气管周径的一半,再向头侧方向纵向剪断两个气管环,使切口呈"⊥"型,迅速插入气管插管并用结扎线固定,最后使结扎线分别绕过气管插管侧管并固定。

（6）肝素化:自耳缘静脉注入 0.5% 肝素(2ml/kg)使家兔全身肝素化。

（7）股动脉插管:首先结扎股动脉远心端,在近心端上动脉夹形成一长约 1.5cm 的盲段,在靠近远心端结扎线处用眼科剪垂直剪开动脉周径的一半,向心方向插入已充满 0.5% 肝素溶液的动脉插管,用另一根结扎线牢固结扎动脉和插管,最后把结扎线用缝合针固定在切口的皮肤上,作为实验中采取血液标本和测定动脉血压使用。

（8）颈外静脉插管:调整好中心静脉压测定装置的"0"点与家兔的右心房处在同一水平,向装置的玻璃管中注入生理盐水,使整个管道充满生理盐水后用血管钳夹闭软管备用。

首先用动脉夹夹闭颈外静脉近心端,静待几分钟静脉充盈后再用结扎线结扎远心端,在靠近远心端结扎线处用眼科剪垂直剪开静脉周径的一半,向心方向插入插管并松开动脉夹和血管钳,继续向心方向插入并适度调整插管深度(约 5cm)直到装置的液面随家兔呼吸运动上下波动为止,用结扎线固定插管,最后把结扎线用缝合针固定在切口的皮肤上,读取并记录中心静脉压值。

（9）心电图检测:将针形电极插入家兔皮下(电极安装顺序为:白色-右前肢,红色-左后肢,黑色-右后肢),记录家兔的标准Ⅱ导联心电图,连续观察心电图的变化。注意:地线要接地良好,避免外界电磁干扰而影响心电图。记录参数:G:1mV、时间常数为 0.1s,滤波为 100Hz,走纸速度为 125ms/div。

（10）右颈总动脉插管和心功能测定:首先结扎动脉远心端,在近心端上动脉夹形成一长约 1.5cm 的盲段,在靠近远心端处用眼科剪垂直剪开动脉周径的一半,将连有压力换能器的动脉插管(预先充满 0.5% 肝素溶液,预先做好插管长度的标记,并在插管外涂抹液状石蜡)经血管切口向心缓慢插入左心室,结扎线固定后放开动脉夹,同时旋转三通开关旋钮,使动脉插管与压力换能器相通,当感到导管随心脏搏动而抖动明显时,则应减慢插进速度,若波形由血压波变成下沿达 0mmHg 附近具有明显舒张期(波谷)和收缩期(波峰)的波形时,表明导管已通过主动脉瓣进入左心室腔内,再送入导管约 0.8cm,若仍然保持同样波形则打结固定,最后把结扎线用缝合针固定在切口的皮肤上以防止插管滑脱。打开 BL-420 生物机能实验系统,连接好心电图测定电极及压力传感器。选择"实验项目"菜单中的"循环实验"菜单项,在子菜单中选择"血流动力学"实验模块。测定并记录大鼠心率(HR)、收缩压(SP)、舒张压(DP)、平均动脉血压(MAP)、左心室收缩压(LVSP)、左心室舒张压(LVDP)、左心室平均压(LVAP)、左心室舒张末压(LVEDP)及左室内压变化速率($\pm LVdp/dt_{max}$)等左心功能参数。

(11)采取血液标本:使用毛细玻璃管或者注射器自股动脉采血进行血气分析,并采集 2ml 血液进行乳酸脱氢酶、丙二醛和肌钙蛋白的测定。

(12)疾病模型的复制:

1)急性心包填塞:仔细分离心包表面的结缔组织,暴露心包后用带钩的针头于心脏腹面刺破心包膜并将其挑起,随即将充满生理盐水带有三通接头的心包插管沿该小孔插入心包腔约 2cm,前端尽量插到心脏背侧(以便抽出注入的生理盐水),用 502 胶封闭小孔。经插管向心包腔内注入 38℃生理盐水 10ml,立即观察并记录各项指标的变化,然后从心包中抽出生理盐水,再次观察各项指标的变化。

2)肺动脉高压:待各项指标恢复后用眼科剪纵行剪开心包膜,暴露心脏及其前方的肺动脉圆锥和升主动脉,用带有橡胶垫的长直血管钳轻轻钳夹肺动脉圆锥(注意是虚夹,不能锁扣)数秒钟,立即观察并记录各项指标的变化,然后松开血管钳,再次观察各项指标的变化。

3)主动脉高压:待各项指标恢复后,方法同上轻轻钳夹升主动脉数秒钟,立即观察并记录各项指标的变化,然后松开血管钳,再次观察各项指标的变化。

4)电击引起心室纤颤:待各项指标恢复后电击心室(连续串刺激,刺激频率为 300 次/分,刺激强度为 10,时间十余秒,立即观察并记录各项指标的变化,停止电击后再次观察各项指标的变化。

5)待各项指标恢复平稳后分组做下述实验:

急性心肌梗死组:采用医用无损伤针(3/0)在冠状动脉左前降支下穿一 0# 丝线,完全结扎冠状动脉左前降支,维持 30~60min 后观察并记录各项指标的变化。

缺血-再灌注损伤组:采用医用无损伤针(3/0)在冠状动脉左前降支下穿一 0# 丝线将带弯的 12# 注射针头一并结扎,维持 30min,抽出针头,在解除阻塞状态 30min 后再行观察并记录各项指标的变化。

假手术组:采用医用无损伤针(3/0)在冠状动脉左前降支下穿一 0# 丝线,不结扎冠状动脉前降支,维持 30~60min 后,观察并记录各项指标的变化。

分别于上述各组实验动物左心室取血 2ml 冷藏(0~4℃),自耳缘静脉注入气体,处死动物,立即摘除心脏并剪取约 4g 左心室肌,将其中的 1/2 装入盛有无水乙醇或 10% 甲醛溶液的小瓶中,做组织学观察用。余 1/2 切碎后置于 5ml 试管内,在 4℃介质(0.25mol/L 蔗糖、10mmol/L Tris-HCl,pH 7.4,0~4℃)中制备心肌匀浆,考马斯亮蓝法定蛋白,以 Kreds-Henseleit(K-H)液调整匀浆液蛋白浓度为 2mg/ml,分装冷藏(0~4℃)待测各项生化指标。

急性肺水肿组:待各项指标基本恢复后,先听诊家兔肺部,确认有无闻及湿啰音。然后自右侧颈外静脉快速输入 38℃ 生理盐水,同时观察并记录各项指标的变化,待两肺底闻及水泡音时证明肺水肿已经形成,有时可见从气管插管涌出粉红色泡沫样液体,同时用毛细玻璃管自股动脉采血进行血气分析,继续观察直至动物死亡。

最后自气管插管处结扎气管,自上而下打开胸腔,取出肺脏,用滤纸吸去表面的水分,放置在天平上称取肺重量,计算肺系数:

$$肺系数 = \frac{肺重量(g)}{体重(kg)}$$

若肺系数大于 5.0 证明肺水肿已经形成,正常值为 4.1~5.0。

注意事项

(1)耳缘静脉注射乌拉坦时速度不宜过快,否则容易导致动物死亡。

(2)颈外静脉位于颈部皮下,壁薄分支多,分离时避免损伤导致大出血。

(3)在进行"V"字结扎过程中,在剪断肋骨、用乳突牵开器暴露心脏、剪开心包膜时注意不要伤及胸膜,以免造成气胸,若出现一侧气胸,实验仍可进行。

(4)心包插管和注入生理盐水时勿损伤心壁,注入的生理盐水应尽可能抽出。

(5)钳夹肺动脉圆锥、升主动脉时动作要轻柔,以免造成大出血。

(6)结扎冠状动脉左前降支时力量适当,以便能够形成两种不同程度的梗死模型。

3. 实验记录表　见表 6-1~表 6-5。

表 6-1　血液循环机能障碍时一般情况记录表

疾病模型		呼吸		心律		血压(kPa)			中心静脉压
		频率 (次/分)	幅度	心率 (次/分)	节律	平均动脉血压 (MABP)	收缩压 (SBP)	舒张压 (DBP)	(CVP) cmH_2O
正常									
急性心包填塞	填塞								
	解除								
肺动脉高压	夹闭								
	解除								
主动脉高压	夹闭								
	解除								
电击致室颤	电击								
	解除								
急性心肌梗死	结扎前								
	结扎 30min 后								
	结扎 60min 后								
缺血-再灌注损伤	结扎前								
	结扎 30min 后								
	解除 30min 后								
假手术									
急性肺水肿	输液前								
	输液停止								

表 6-2　血液循环机能障碍时左心功能变化记录表

动物模型		左心室收缩压 （LVSP） （kPa）	左心室舒张压 （LVDP） （kPa）	左心室平均压 （LVAP） （kPa）	左心室舒张末压 （LVEDP） （kPa）	左室内压变化速率 （$+LVdp/dt_{max}$） （kPa/s）	左室内压变化速率 （$-LVdp/dt_{max}$） （kPa/s）
正常时							
急性心包填塞	填塞						
	解除						
肺动脉高压	夹闭						
	解除						
主动脉高压	夹闭						
	解除						
电击致室颤	电击						
	解除						
急性心肌梗死	结扎前						
	结扎 30min 后						
	结扎 30min 后						
缺血-再灌注损伤	结扎前						
	结扎 30min 后						
	解除 30min 后						
假手术							
急性肺水肿	输液前						
	输液停止						

表 6-3　血液循环机能障碍时心电图变化记录表

动物模型		P 波	QRS 波群	T 波	U 波	P-R 间期	Q-T 间期	ST 段
正常时								
急性心包填塞	填塞							
	解除							
肺动脉高压	夹闭							
	解除							
主动脉高压	夹闭							
	解除							
电击致室颤	电击							
	解除							
急性心肌梗死	结扎前							
	结扎 30min 后							
	结扎 30min 后							
缺血-再灌注损伤	结扎前							
	结扎 30min 后							
	解除 30min 后							
假手术								
急性肺水肿	输液前							
	输液停止							

表 6-4 血液循环功能障碍时血液气体变化记录表

血气指标	pH	PaO$_2$(mmHg)	PaCO$_2$(mmHg)	BE(mmol/L)	HCO$_3^-$(mmol/L)
正常					
急性肺水肿前					
急性肺水肿后					

表 6-5 血液循环功能障碍时血液生化指标变化记录表

血液生化指标	乳酸脱氢酶(LDH)(U/L)	丙二醛(MDA)(nmol/ml)	肌钙蛋白(cTnI)(ng/ml)
正常			
急性心肌梗死 60min 后			
缺血-再灌注损伤 30min 后			

思考题

(1)急性心包填塞时所出现的各指标变化与电击引起心室纤颤的指标变化是否相同?其产生的机制是否相同?

(2)实验中肺动脉高压和主动脉高压与临床上的什么疾病相似?为什么?

(3)急性心包填塞、肺动脉高压、主动脉高压有无心电图的变化?为什么?

(4)急性肺水肿发生的机制是什么?分析血气变化的机制及其酸碱平衡紊乱的类型。

(5)急性心肌梗死时心电图出现变化的机制是什么?

三、常用附表

常用附表见表 6-6~表 6-8。

表 6-6 家兔正常血气分析正常值

血气指标	pH	PaO$_2$(mmHg)	PaCO$_2$(mmHg)	BE(mmol/L)	HCO$_3^-$(mmol/L)
正常值	7.30~7.53	54.63~91.08	23.51~38.69	-12.54~5.68	12.64~28.20

表 6-7 家兔正常生理指标

指标	呼吸(次/分)	心率(次/分)	血压(mmHg)
正常值	38~60	123~304	51~119

表 6-8 家兔心功能指标

指标	MABP(kPa)	LVSP(kPa)	LVEDP(kPa)	+LVdp/dt_{max}(kPa/s)	-LVdp/dt_{max}(kPa/s)
正常值	14.1±1.7	18.7±2.1	-0.02±1.5	517±121	378±117

参 考 文 献

董解菊,姚磊.2001.血清心肌肌钙蛋白 T 的含量与心肌损伤的关系.临床军医杂志,29(1):29~30.

何丽华,王生.2003.静态负荷家兔血清肌型肌酸激酶同工酶和乳酸脱氢酶同工酶的变化.工业卫生与职业病,29(1):42~45.

金惠铭,王建枝.2008.病理生理学.第7版.北京:人民卫生出版社.

金连弘,王燕蓉.2007.组织学与胚胎学.北京:人民卫生出版社.

陆再英,钟南山.2008.内科学.第7版.北京:人民卫生出版社.

沈炳玲,秦毅.2005.参麦注射液对家兔心肌缺血-再灌注损伤的抗氧化作用.天津医科大学学报,11(2):192~194.

姚泰.2003.生理学.第6版.北京:人民卫生出版社.

于海荣,刘豫安.2001.家兔血流动力学生理参数的测定.承德医学院学报,18(1):18~19.

(李桂忠　姜怡邓　张琳娜)

第七章　缺氧与呼吸功能不全

一、实验目的与要求

（1）复习缺氧、呼吸功能以及呼吸衰竭等基础知识；掌握复制各型缺氧和人工气胸动物模型的方法；提高实验操作技能。

（2）观察不同类型缺氧时血气、呼吸等系统的变化以及皮肤、黏膜、血液颜色、血氧饱和度的变化；观察人工气胸发生、发展过程中对机体的影响，分析其发生机制，并进行治疗。

（3）熟悉各型缺氧和呼吸衰竭的原因、临床症状、体征及其防治原则。

二、实验内容

（一）呼吸系统相关基础知识回顾

1. 概述　氧是维持生命活动所必需的物质。成年人安静状态下氧的消耗量为250ml/min，而体内储存的氧为1.5 L，因此机体需要持续不断地摄取、携带、运输和利用氧，才能维持正常的生命活动。

缺氧（hypoxia）是指供氧减少或氧利用障碍引起细胞发生代谢、功能和形态结构异常变化的病理过程。

依据缺氧的原因、组织缺氧的机制不同以及缺氧发生时血氧变化的异同可将缺氧分为四种类型：低张性缺氧（hypotonic hypoxia）、血液性缺氧（hemic hypoxia）、循环性缺氧（circulatory hypoxia）、组织性缺氧（histogenous hypoxia）。其发生原因与血氧变化特点归纳为表7-1和表7-2。

表7-1　各型缺氧的原因

类型	低张性缺氧	血液性缺氧	循环性缺氧	组织性缺氧
原因	①外界环境氧分压过低 ②外呼吸功能障碍 ③静脉血流入动脉血	①贫血 ②一氧化碳中毒 ③高铁血红蛋白血症	①全身性循环障碍 ②局部性循环障碍	①组织中毒 ②维生素缺乏 ③线粒体损伤

表7-2　各型缺氧的血氧变化特点

缺氧类型	PaO_2	CO_2max	SO_2	CaO_2	CvO_2	$CaO_2\text{-}CvO_2$
低张性缺氧	↓	N	↓	↓	↓	↓或N
血液性缺氧	N	↓或N	N	↓	↑	↓
循环性缺氧	N	N	N	N	↓	↑
组织性缺氧	N	N	N	N	↑	↓

注：N表示正常、↓表示减少、↑表示增加

2. 缺氧时机体的功能代谢变化

（1）呼吸系统变化

1）代偿性反应——呼吸加深加快：机制是 PaO_2 低于 8kPa 时，可刺激颈动脉体和主动脉体化学感受器，反射性地引起呼吸加深加快，使肺泡通气量增加。

2）呼吸功能障碍——肺水肿：机制是①压力性肺水肿；②渗透性肺水肿。

（2）循环系统变化

1）代偿性反应：①心输出血量增加的机制：心率加快、心肌收缩性增强、静脉回流量增加。②肺血管收缩的机制：交感神经作用、体液因素作用、缺氧直接对血管平滑肌作用。③血流重新分布。④组织毛细血管密度增加。

2）循环功能障碍——心力衰竭：机制是①肺动脉高压；②心肌的收缩与舒张功能降低；③心律失常；④回心血量减少。

（3）血液系统变化

1）红细胞和血红蛋白增多：慢性缺氧所致红细胞增多主要是由于肾脏生成和释放促红细胞生成素（EPO）增加；使胞浆内 HIF-1 活性增高，使 EPO 增多，加速血红蛋白合成，使骨髓造血增强所致。

2）2,3-DPG 增多，红细胞释氧能力增强：其机制是缺氧时红细胞中生成的 2,3-DPG 增多以及 2,3-DPG 增多使氧解离的曲线右移。

（4）中枢神经系统变化——脑是对缺氧最敏感的器官

1）缺氧引起脑组织的形态学变化：脑细胞肿胀、变性、坏死及胞间质水肿。

2）缺氧引起中枢神经系统功能障碍。

（5）组织细胞变化

1）代偿性反应：①细胞利用氧的能力增强；②无氧酵解增强；③肌红蛋白增加；④低代谢状态。

2）损伤性变化：缺氧性细胞损伤，主要为细胞膜、线粒体及溶酶体的变化。

3. 氧疗　氧疗虽然对各型缺氧均有益处，其效果因缺氧的类型而异，但对低张性缺氧的效果最好。

4. 肺脏的解剖位置、形态结构与分叶　肺位于胸腔内，纵隔的两侧，左、右各一。右肺较左肺宽而短。两肺借肺根部及肺韧带固定于纵隔两侧。肺尖与胸膜顶紧密相贴，从胸廓上口突入颈根。肺底邻近膈肌，左肺底隔以膈肌与肝左叶、胃底和脾相邻；而右肺底隔以膈肌与肝右叶毗邻。肺的外侧面膨隆，与胸廓的前、后和外侧壁相接触。

肺的表面可见叶间裂。左肺被斜裂分成上、下两叶；右肺除斜裂外，还多一水平裂将上叶分成上、中两叶，故右肺共有三叶。

5. 肺脏体表投影　肺尖伸入并充满于胸膜顶中。一般左、右肺尖高出锁骨内侧 2～3cm。从后方看，相当于第 7 颈椎棘突的高度。其中右肺一般较高并偏前。其前缘的投影近似垂直，与胸腔投影线大约一致。左肺前缘在第 4 胸肋关节后方处向外下方弯曲。到达第 4 肋间隙或第 5 肋软骨处，最远可距中线 5cm。然后再折向下至第 6 肋软骨中点距正中线 4cm 处，构成心切迹。两肺下界沿第 6 肋骨下缘，从内侧向外下方，在锁骨中线处越过第六肋下缘在叶中线上与第 8 肋相交。该处肺下界与胸膜下界距 7～8cm。在后方，肺的下界相当于第 10 胸椎棘突水平。与胸膜下界相距约 5cm。因此在胸膜下界与肺下缘之间穿刺可不损伤肺组织（图 7-1）。

两侧叶间裂的投影：斜裂的位置，相当于从后方第 3 胸椎棘突向前下方引出的斜线。该线在锁骨中线处与第 6 肋相交。或上臂高举过肩，两手置于颈后，此时肩胛骨的内侧缘便相当于肺斜裂的位置。右肺水平裂相当于第 4 肋的水平线。

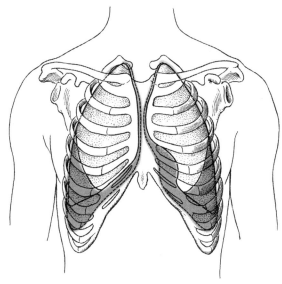

图 7-1　肺脏的体表投影

6. 肺脏的主要功能　肺除具有代谢和防御等非呼吸功能外，借外呼吸功能（肺通气和肺换气）不断给机体提供氧，排出二氧化碳，维持机体血气平衡和内环境的稳定。

正常成人在静息时，有效通气量约为 4 L/min，肺血流量约为 5 L/min，通气/血流比值为 0.8。直立体位时，由于重力的作用，肺各部分的通气与血流的分布是不均匀的，通气与血流比值自上而下递减。肺泡膜的总面积为 80m²，静息时参与换气的面积为 35～40m²。肺泡膜有型成分（肺泡上皮、毛细血管内皮及两者共有基膜）的厚度为 1μm，加上液体层（肺泡表面液体与血浆）和红细胞膜，总厚度仍>5μm。血液流经肺泡毛细血管的时间约为 0.75s，而血氧分压只需 0.25s 就可升至肺泡气氧分压水平（图 7-2、图 7-3）。

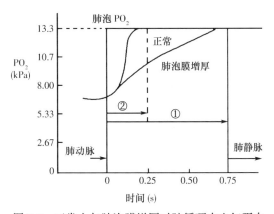

图 7-2　正常人与肺泡膜增厚时肺循环中血红蛋白氧合时间

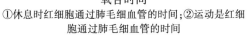

①休息时红细胞通过肺毛细血管的时间；②运动是红细胞通过肺毛细血管的时间

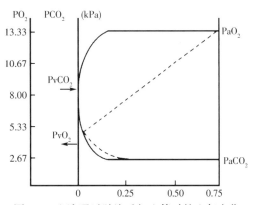

图 7-3　血液通过肺泡毛细血管时的血气变化

实线：正常人；虚线：肺泡膜增厚者

7. 呼吸衰竭的常见原因 呼吸衰竭(respiratory failure):指外呼吸功能严重障碍,导致 PaO_2 降低(<60mmHg),或伴有 $PaCO_2$ 增高(>50mmHg)的病理过程。是肺通气或(和)肺换气功能严重障碍的结果。常见原因有:

(1)肺通气功能障碍

限制性通气不足
- 呼吸肌活动障碍
  - 中枢或周围神经的器质性病变
  - 呼吸中枢抑制
  - 呼吸肌本身收缩功能障碍
- 胸廓的顺应性降低
- 肺的顺应性降低
- 胸腔积液和气胸

阻塞性通气不足
- 中央性气道阻塞
- 外周性气道阻塞

(2)肺换气功能障碍

弥散障碍
- 肺泡膜面积减少
- 肺泡膜厚度增加

肺泡通气与血流比例失调
(图7-4、图7-5)
- 部分肺泡通气不足——功能性分流或静脉血掺杂
- 部分肺泡血流不足——死腔样通气

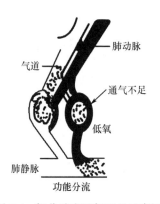
图 7-4　部分肺泡通气不足示意图

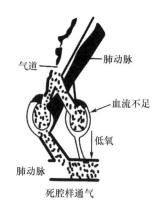
图 7-5　部分肺泡血流不足示意图

解剖分流增加:见图7-6。

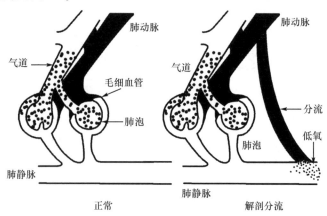
图 7-6　解剖分流增加

8. 呼吸衰竭时主要的代谢功能变化

（1）酸碱平衡及电解质紊乱：混合性酸碱平衡紊乱多见。

1）代谢性酸中毒：HCO_3^-降低可使肾排Cl^-减少，血清钾浓度增高、血清氯浓度降低，当呼吸性酸中毒合并代谢性酸中毒时血Cl^-可正常。

2）呼吸性酸中毒：血清钾浓度增高、血清氯浓度降低。

（酸中毒时肾排NH_4Cl、$NaCl$增多、Cl^-与RBC内生成的HCO_3^-交换）

3）呼吸性碱中毒：（Ⅰ型呼吸衰竭）此时血钾浓度可降低，血氯浓度则可增高。

（2）呼吸系统变化

PaO_2降低 $\begin{cases}\text{轻度缺氧：作用于外周化学感受器，反射性增强呼吸运动}\\\text{重度缺氧：直接抑制呼吸中枢}\end{cases}$

$PaCO_2$升高$<10.8kPa（80mmHg）$时，刺激中枢化学感受器，使呼吸中枢兴奋；$PaCO_2$升高$>10.8kPa（80mmHg）$时，反而抑制呼吸中枢。此时呼吸运动主要靠动脉血低氧分压对血管化学感受器的刺激得以维持。在这种情况下，只能吸入24%～30%的氧。

中枢性呼吸衰竭时呼吸浅而慢，可出现潮式呼吸、间歇呼吸、抽泣样呼吸、叹气样呼吸等呼吸节律紊乱。其中最常见者为潮式呼吸。

肺顺应性降低所致的限制性通气障碍性疾病中，因牵张感受器或肺毛细血管旁感受器（juxtapulmonary capillary receptor，J感受器）受刺激而反射性地引起呼吸运动变浅变快。

阻塞性通气障碍时，由于气流受阻，呼吸运动加深，由于阻塞的部位不同，表现为吸气性呼吸困难或呼气性呼吸困难（图7-7、图7-8）。

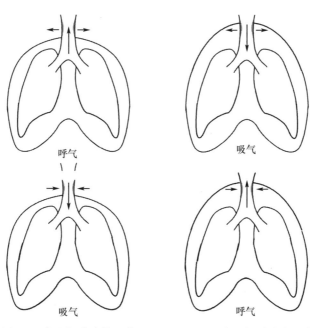

图7-7　中央气道胸外阻塞　　图7-8　中央气道胸内阻塞

（3）循环系统变化

1）低氧血症与高碳酸血症对心血管的作用相似，两者具有协同作用。①轻度PaO_2降低和$PaCO_2$升高（反射）——心血管运动中枢兴奋，表现为心率加快、心缩力增强、外周血管收缩、呼吸运动增强。②轻度缺氧和二氧化碳潴留,直接对心血管的作用是抑制心脏活动和使血管扩张(肺血管例外)。一般器官的血管运动通常主要受神经调节,但脑血管与冠状血管则主要受呼吸衰竭时局部代谢产物,如腺苷等的调节,从而导致血流分布的改变,有利于保证心、脑的血液供应。

2)严重的缺氧和二氧化碳潴留可直接抑制心血管中枢。

肺源性心脏病的发病机制:①肺泡缺氧和二氧化碳潴留所致血液 H^+ 浓度过高,均可引起肺小动脉收缩(二氧化碳本身对肺血管有直接扩张作用),使肺动脉压升高,从而增加右心后负荷。②肺小动脉长期收缩,和缺氧的直接作用,可引起无肌型肺微动脉肌化,和肺血管平滑肌细胞和成纤维细胞的肥大和增生,胶原蛋白与弹性蛋白合成增加,导致肺血管壁增厚和硬化,管腔变窄,由此形成持久的稳定的慢性肺动脉高压。③代偿性红细胞增多症可使血液的黏度增高,也会增加肺血流阻力和加重右心的负荷。④有些肺部病变如肺小动脉炎、肺毛细血管床的大量破坏、肺栓塞等也能成为肺脉高压的原因。⑤缺氧和酸中毒降低心肌舒、缩功能。⑥呼吸困难时,用力呼气则使胸膜腔内压异常增高,心脏受压,影响心脏的舒张功能,用力吸气则胸膜腔内压异常降低,即心脏外面的负压增大,可增加右心收缩的负荷,促使右心衰竭。

3)呼吸衰竭可累及左心。其机制为:①低氧血症和酸中毒同样能使左室肌收缩性降低。②胸膜腔内压的高低同样也影响左心的舒缩功能。③右心扩大和右心室压增高将室间隔推向左侧,可降低左心室的顺应性,导致左室舒张功能障碍。

(4)中枢神经系统变化:PaO_2 降至 8kPa(60mmHg)时,智力和视力轻度减退。PaO_2 迅速降至 5.33~6.67kPa(40~50mmHg)以下,就会引起一系列神经精神症状,如头痛、不安、定向与记忆障碍、精神错乱、嗜睡,以致惊厥和昏迷。

1)二氧化碳麻醉:$PaCO_2$ 超过 10.7kPa(80mmHg)时,可发生二氧化碳麻醉,表现为头痛、头晕、烦躁不安、言语不清、扑翼样震颤、精神错乱、嗜睡、抽搐、呼吸抑制等。

2)肺性脑病(pulmonary encephalopathy):由呼吸衰竭引起的脑功能障碍。Ⅱ型呼吸衰竭患者肺性脑病的发病机制为:①酸中毒和缺氧对脑血管的作用:酸中毒可导致脑血管扩张;缺氧和酸中毒引起血管内皮损伤,通透性增加,使脑间质水肿,脑血管内皮损伤易发生血管内凝血,使脑供血不足,促进肺性脑病的发生;缺氧时红细胞 ATP 生成减少,细胞膜 Na^+-K^+ 泵功能障碍,使细胞内 Na^+ 及水增多,引起脑细胞水肿,严重时颅内压增高压迫脑血管可加重脑缺氧,形成恶性循环甚至发生脑疝。②酸中毒和缺氧对脑细胞的作用:正常脑脊液的缓冲作用较血液弱,其 pH 也较低(7.33~7.40),PCO_2 比动脉血高。因血液中的 HCO_3^- 及 H^+ 不易通过血-脑屏障进入脑脊液,故后者的酸碱调节需时较长。呼吸衰竭时脑脊液的 pH 变化比血液更为明显。

神经细胞内酸中毒 $\begin{cases} 脑谷氨酸脱羧酶活性增强,导致 \gamma-氨基丁酸生成增多,中枢抑制 \\ 磷脂酶活性增强,溶酶体膜受损,引起神经细胞和组织的损伤 \end{cases}$

当脑脊液 pH 低于 7.25 时,脑电波变慢,pH 低于 6.8 时,脑电活动完全停止。

(5)肾功能变化:呼吸衰竭时肾可受损,轻者尿中出现蛋白、红细胞、白细胞及管型等,严重时可发生急性肾功能衰竭,出现少尿、氮质血症和代谢性酸中毒。此时为功能性肾功能衰竭。若有心力衰竭、弥散性血管内凝血或休克,则肾的血液循环和肾功能障碍更严重。

(6)胃肠变化:严重缺氧可使胃壁血管收缩,因而能降低胃黏膜的屏障作用,二氧化碳潴留可增强胃壁细胞碳酸苷酶活性,使胃酸分泌增多,加之有的患者还可合并弥散性血管内凝血、休克等,故呼吸衰竭时可出现胃肠黏膜糜烂、坏死、出血与溃疡形成等病变。

9. 防治原则

(1) 防治原发病。

(2) 保持呼吸道通畅,增加肺泡通气量,提高 PaO_2,降低 $PaCO_2$。

任何类型的呼吸衰竭,均可导致低张性缺氧,因此应在保持呼吸道通畅的前提下,采取给氧治疗。由于 I 型呼吸衰竭仅有缺氧无 $PaCO_2$ 增高,可吸入较高浓度的氧(≤50%)。尽快使 PaO_2 提高到 50mmHg 以上。而 II 型呼吸衰竭既有缺氧又有 $PaCO_2$ 增高,为防止迅速纠正缺氧后,高浓度的 CO_2 对呼吸中枢的抑制作用,应控制吸氧的浓度(<30%)和流量,使 PaO_2 上升至 50~60mmHg。

(3) 纠正内环境紊乱,改善重要器官功能。

(二) 临床典型病例分析与讨论

【临床病例 1】

患儿,5 岁,男性,1981 年 5 月 20 日 11 时由其父母携带来院急诊求医。

主诉:哭闹,呛咳,气急 1h。

现病史:近日无明显不适,发病前与其兄长在家中玩耍时吞食花生米,突然大哭不止,伴剧烈咳嗽与呼吸困难,遂赴宁医附院急诊科求治。

既往史:自由体健,偶患感冒,经服用治感冒药后很快恢复,1980 年 8 月 12 日发烧、腹痛、脓血便,以细菌性痢疾收住县医院,经静脉输注抗生素治疗,1 周后,痊愈出院。

体格检查:T 36.8℃,P 108 次/分,R 26 次/分,BP 130/80mmHg,一般情况良好。发育营养中等,口唇黏膜青紫色,呼吸急促,呈吸气性呼吸困难,皮肤巩膜未见黄染,全身未见皮疹,无出血点,浅表淋巴结不肿大,呼气末颈段气管可闻及拍击声,双肺呼吸音粗,未闻及干湿啰音,心率108 次/分,律齐,未闻及病理性杂音,腹平坦、柔软,无压痛及反跳痛,肝、脾未触及。肠鸣音2~4 次/分。脊柱四肢、神经系统无异常。喉镜检查发现声门下可见直径约0.5cm 大小花生米,随呼吸上下移动。

诊断:气管异物。

处理:

(1) 采用直接喉镜与喉异物钳取出异物。

(2) 口服抗菌药物 3 天。

(3) 观察,随诊。

讨论:

(1) 该患儿有无缺氧?属何种类型缺氧?为什么会发生发绀?

(2) 该患儿为什么会发生吸气性呼吸困难?

(3) 如果未经正确、及时处理会发生什么后果?为什么?

【临床病例 2】

患者,58 岁,男性,农民。2001 年 11 月 8 日 15 时 30 分入院。

主诉:反复咳嗽、咳痰 15 年,双下肢水肿 1 年,发热 2 天。

现病史:患者于 15 年前劳累后受凉,遂出现发热,咳嗽,咳少量白色样痰,后来痰色变黄,虽经治疗后好转。但以后的每年反复发作,尤以秋末至初春或气候突然变凉时明显。近 3 年来,发作频繁,上述症状逐渐加重,并在近 2 年来,稍有活动与劳作即感劳累、心悸、气促、休息后好转。近 1 年来出现双下肢水肿,腹胀。虽采用中西药治疗症状有所改善,但仍咳嗽、咳痰、尤以夜间为重。2 天前,因感冒发热、咳嗽加重、咳黄痰、食欲不振、少尿,经基层卫生所治疗症状无明显好转,入院就诊。

既往史:15 年前身体健康,一直从事农业劳动,否认先天性心脏病和风湿病病史。

体格检查:神志清楚,发育正常,营养欠佳,自动体位,呼吸急促,口唇轻度发绀伴面部水肿,面色黄,颈静脉怒张,肝颈静脉反流征(+)。桶状胸,叩诊呈过清音,双肺可闻及干湿罗音。心尖搏动不明显,剑突下可见心脏搏动,心界无明显增大,心音弱,各瓣膜无明显杂音,心率 116 次/分,可闻期前收缩。腹软,右上腹压痛明显,肝大肋下 2.5cm,脾未触及,移动性浊音阳性,脊柱、四肢无畸形,双肾区无叩击痛,双下肢凹陷性水肿(++),神经系统检查无异常发现。

实验室检查:WBC 10×10^9/L,中性粒细胞 0.76、淋巴细胞 0.25,pH 7.3,$PaCO_2$ 56mmHg,HCO_3^- 27.3mmol/L,SB 20.5mmol/L,PaO_2 50mmHg。肝功能正常,血清总蛋白3.5 g,白蛋白2.3 g,球蛋白 1.2 g。

心电图检查:P 波高尖、顺钟向转位,右心室肥厚,多源性期前收缩。

X 线显示:肺动脉段突出,右室弓增大,肺野透过度增强,双肺门纹理增粗。

入院后经强心、利尿和抗感染等处理,症状好转。

讨论:

(1) 在该患者的发病过程中出现过哪些病理过程?其发生机制是什么?

(2) 该患者的发病过程中各病理过程间的关系如何?

(3) 该患者心功能状态如何?其演变过程怎样?

(4) 该患者有无缺氧?属哪种类型的缺氧?对机体有何影响?如何纠正?

(5) 该患者有无呼吸衰竭?属哪一类型?采用氧疗时应注意什么?为什么?

(6) 针对该病例,制定出合理的治疗方案。

(三) 动物模型复制

1. 实验材料

(1) 实验动物:2kg 大小健康家兔,雌雄不限;20 g 左右的健康小白鼠,雌雄不限。

(2) 实验仪器与试剂

仪器:BL-420 生物机能实验系统,全自动血气分析仪,家兔急性实验常用手术器械(动脉三通插管、气管插管、注射器、动脉夹、剪刀、镊子等)马利气鼓,再吸入式缺氧瓶,胸腔测压装置,注射器(2ml、5ml、20ml、100ml),枕式氧气袋,小橡皮块若干。

试剂:3%戊巴比妥钠、20% NaOH 溶液、5%亚硝酸钠溶液、1%亚甲蓝溶液、0.125%氰化钾溶液、10%硫代硫酸钠溶液、0.5%肝素溶液、生理盐水、10%葡萄糖。

2. 实验方法

（1）缺氧

1）乏氧性缺氧：①家兔称重后，仰卧固定于兔台上，剪除颈部兔毛；②3%戊巴比妥钠溶液 1ml/kg·w 耳缘静脉麻醉后，颈正中切开皮肤 5~8cm；③分离气管及一侧颈总动脉，"⊥"型切开气管并行气管插管，耳缘静脉注射 0.5%肝素 2ml/kg·w 后，由颈总动脉插入带有三通接头的动脉插管，固定，并与压力换能器相连；④描记正常呼吸、血压曲线，并记录呼吸频率及心率。观察皮肤黏膜以及暴露动脉颜色，从颈动脉插管三通处取血测血红蛋白后做血气分析(血液标本避免与空气接触)；⑤如图 7-9 安装好再吸入式缺氧瓶，将一端连接气管插管之侧管(注意密闭勿漏气)，使气管插管只与马利气鼓和缺氧瓶相通。记录缺氧时间。缺氧过程中不断摇动缺氧瓶，使家兔呼出的 CO_2 充分被瓶内的 NaOH 吸收，记录心率及呼吸频率；⑥观察动物呼吸、血压曲线以及皮肤黏膜颜色。当血压下降至 40mmHg 时，迅速从颈动脉取血，作血气分析。解除缺氧，观察其恢复情况。

2）血液性缺氧：高铁血红蛋白血症(亚硝酸盐中毒)：①~④操作同乏氧性缺氧；⑤在动物腹腔内注射 5%亚硝酸钠溶液 10ml/kg；⑥观察注射药物后动物的呼吸及皮肤黏膜颜色变化，待动物出现呼吸困难、心率加快等症状时，在其腹腔内注射 1%美兰溶液 20ml/kg；⑦观察动物皮肤黏膜颜色变化。

碳氧血红蛋白血症(一氧化碳中毒)：①~④操作同乏氧性缺氧；⑤如图 7-10 装好一氧化碳发生装置，气管插管的一侧管与马利气鼓相连，另一侧管插入与一氧化碳发生装置相连的注射针头，记录中毒时间；⑥取甲酸 3ml 加入一氧化碳发生装置的试管中，取浓硫酸 1ml，逐滴地滴入甲酸中，即产生一氧化碳。为加速一氧化碳产生可用酒精灯加热，出现大量微泡即可，不可长时间沸腾，以免一氧化碳产生过快，或伴有甲酸蒸发，促进动物死亡，使一氧化碳中毒的典型体征不明显；⑦观察动物呼吸、皮肤黏膜、口唇颜色以及暴露动脉、颈外静脉、耳缘静脉颜色，当出现樱桃红时，立即解除中毒，观察动物恢复情况。

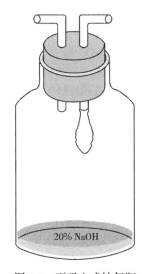

图 7-9 再吸入式缺氧瓶

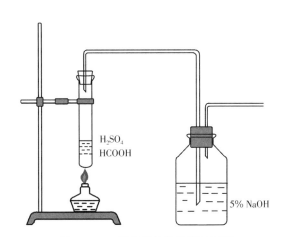

图 7-10 一氧化碳发生装置示意图

$$HCOOH \xrightarrow[\triangle]{H_2SO_4} H_2O + CO \uparrow$$

3) 组织性缺氧:①取小白鼠一只,腹腔内注射 0.125% 氰化钾溶液 0.01ml/g,观察呼吸、皮肤黏膜颜色有何变化。②待注射氰化钾后动物活动减弱时,立即腹腔注射 10% 硫代硫酸钠溶液 0.02ml/g,继续观察,若动物活动恢复,重复注射氰化钾(加倍量),直到死亡。观察死亡鼠皮肤黏膜颜色。

实验结果见表 7-3,表 7-4。

表 7-3 不同类型缺氧一般情况记录表

观察指标 / 动物状况	呼吸(次/分)	血压(mmHg)	心率(次/分)	皮肤黏膜	一般状况	存活时间
乏氧性缺氧						
血液性缺氧 高铁血红蛋白血症						
血液性缺氧 碳氧血红蛋白血症						
组织性缺氧						

表 7-4 缺氧家兔血气分析记录表

血气指标 / 动物状况	pH	$PaCO_2$(mmHg)	PaO_2(mmHg)	BE(mmol/L)	HCO_3^-(mmol/L)
乏氧性缺氧					
血液性缺氧 高铁血红蛋白血症					
血液性缺氧 碳氧血红蛋白血症					

思考题

1) 缺氧有几种类型,本次实验各属何种类型的缺氧?

2) 本实验中各种类型缺氧的发生原因及机制是什么?

3) 一氧化碳中毒动物皮肤黏膜以及暴露血管颜色的改变说明什么?

注意事项

1) 再吸入式缺氧瓶连接必须保持通畅,瓶塞必须密闭,必要时可加石蜡或凡士林涂在瓶塞与瓶口连接处。

2) 氰化钾有剧毒,勿沾染皮肤、黏膜,特别是有破损处。实验后将物品洗涤干净。

3) 腹腔注射时,应稍靠下腹,勿损伤肝脏,但也应避免将药液注入肠腔或膀胱。

4) 一氧化碳中毒性缺氧选择白色家兔为好。制备一氧化碳,切记向试管内先加甲酸后加硫酸,以防出现意外。

(2) 呼吸功能不全:选择正常或乏氧性缺氧和血液性缺氧恢复后的家兔,进行下述操作和观察:①以毛细玻璃管(经抗凝处理后)从颈动脉插管三通处取血做血气分析(血液标本避免与空气接触)。②观察呼吸频率、深度以及血压等变化。③观察、测定正常胸腔内压:于动物右胸 3~4 肋间锁骨中线处插入一个 16 号针头,该针头亦可用三通活塞连上水检压计测定胸膜腔内压变化,并可判断针头是否刺入胸腔。10min 后取动脉血做血气分析,同时观察呼吸频率及深度并用 BL-420 记录呼吸变化。

1）窒息实验：①用血管钳将气管插管一侧管的橡胶管夹闭 2/3，造成动物不完全窒息，持续 10min 后，取动脉血做血气分析（方法同上）并观察呼吸、血压、皮肤黏膜以及暴露动脉颜色等变化。②解除窒息，约 10min 后待动物呼吸血压等恢复正常后行下述操作；

2）气胸实验

闭合性小量气胸：用胸腔测压装置（图 7-11）的连接管一侧的穿刺针，于右侧第四肋骨前缘锁骨中线处垂直刺入胸腔约 1cm，夹闭通向水检压计的连接管，经注气管向胸腔内缓慢注入 25ml 空气，然后夹闭注气管，打开连接管，观察注气对血压、呼吸的影响，观察水检压计的变化和口唇、暴露动脉的颜色、一般状态等。30~60s 后，从颈总动脉采血作血气分析。

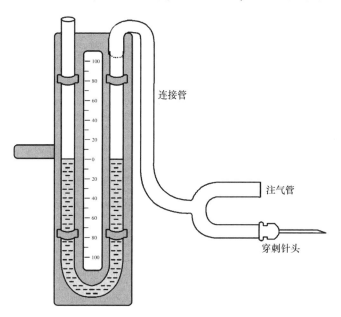

图 7-11　胸腔测压装置

闭合性大量气胸：操作同"闭合性小量气胸"，再快速注入 100ml 空气，重复观察"闭合性小量气胸"的内容，酌情持续 30~60s，重复测定血气。到发绀或挣扎时从注气管抽出注入的空气，待家兔状态恢复后进行下一步实验。

开放性气胸：沿动物左胸 4~5 肋间将左侧胸腔打开，造成开放性气胸，并记录血压、呼吸、口唇、暴露动脉颜色、胸腔压力变化等，持续观察 30~60s，从颈总动脉采血作血气分析。

3）肺水肿实验（高渗葡萄糖液引起的肺水肿）：①选择正常或乏氧性缺氧和血液性缺氧后生命指标基本恢复正常的任一家兔。②抬高兔台头端约成 30° 角，保持气管位于正中部位。③用 5ml 注射器抽取 10% 葡萄糖溶液约 2ml，将针头插入气管插管内，5min 内缓慢匀速地将葡萄糖液滴入气管内，液体滴完后 3~5min，放平兔台，取血做血气分析，观察、记录呼吸、口唇、暴露动脉颜色等变化。④出现明显血气及呼吸改变后，处死动物，解剖观察肺组织变化。在气管分叉处结扎气管，取出肺脏称重，计算肺系数。

$$肺系数 = \frac{肺重量（g）}{体重（kg）}$$

实验结果记录于表 7-5。

表 7-5 呼吸功能不全实验结果记录表

	正常	窒息	气胸			肺水肿
			小量闭合	大量闭合	开放	
一般状态						
心率(次/分)						
血压(mmHg)						
口唇、暴露动脉颜色						
呼吸频率(次/分)						
胸腔压力(mmH_2O)						
pH						
$PaCO_2$(mmHg)						
PaO_2(mmHg)						
SB(mmol/L)						
AB(mmol/L)						
BB(mmol/L)						
BE(mmol/L)						

注意事项

1）手术操作过程中避免大量失血。

2）测血气的标本不能与空气接触。

3）正确使用胸腔测压装置。

4）气胸后胸腔内的空气一定要抽尽。

思考题

1）窒息、肺水肿和气胸能否导致呼吸衰竭？各属何种类型？简述其发生机制和对机体的影响。

2）窒息与肺水肿、气胸的血气指标的改变说明了什么？

参 考 文 献

金惠铭, 王建枝. 2008. 病理生理学. 第 7 版, 北京：人民卫生出版社.

秦金. 1995. 病理生理学实习指导. 西安：陕西科学技术出版社.

王迪浔, 金惠铭. 2002. 人体病理生理学. 北京：人民卫生出版社.

Paul. V. Carlile.2002.Essantials of Pathophysiology. 北京：中国协和医科大学出版社.

Thomas. J. Prendergast.2000.Pathophysiology of disease. 北京：人民卫生出版社.

（杨晓明　曹　军　陶　虹）

第八章 实验性肝损害致肝功能障碍

一、实验目的与要求

（1）复习肝脏的解剖位置、体表投影和形态结构、代谢、功能等基础知识。

（2）掌握复制实验性肝损伤、肝硬化、肝性脑病等动物模型的方法，提高实验操作技能。

（3）观察肝功能障碍发生、发展过程中肝脏的代谢、功能和形态结构改变，以及对机体的影响，分析其发生机制，并进行治疗。

（4）熟悉肝功能障碍的原因、临床症状与体征及其防治原则。

二、实验内容

（一）肝损害相关基础知识

1. 肝脏的解剖位置与体表投影　肝脏上面与膈肌接触，下面与腹腔脏器接触。肝脏大部分位于右季肋区和腹上区，小部分可达左季肋区。肝的上界在右锁骨中线平第5~6肋间，下界与右肋弓相一致。成人右肋弓下缘一般不应触及肝脏，但剑突下3~5cm内可触及。幼儿一般可露出右肋弓下。活体肝脏随呼吸上下移动。如图8-1所示。

2. 肝脏的分叶与形态结构　肝脏似楔形，分上、下两面和前、后、左、右四个缘。借正中裂分成左、右半肝，左半肝被左叶间裂分为左内侧叶和左外侧叶。右半肝被右叶间裂分为右前叶和右后

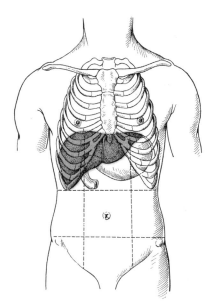

图8-1　肝脏的位置与体表投影

叶。在肝脏的后面还有尾状叶和方叶，如图8-2、图8-3所示。

　　肝的基本结构和功能单位是肝小叶，肝小叶呈六角形棱柱体，肝小叶中间有一条中央静脉，肝细胞以中央静脉为轴，放射状排列成肝板，在切面上看则呈索状，又称肝索。肝索之间为窦状间隙，称为肝血窦，血窦壁由内皮细胞组成，腔内有肝巨噬细胞，淋巴细胞等。肝小叶之间以结缔组织分隔，并有肝门管的分支分布其间。如图

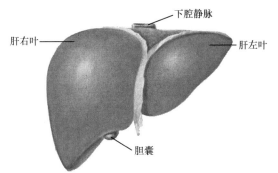

图8-2　肝脏的分叶（前面观）

·73·

8-4、图 8-5 所示。

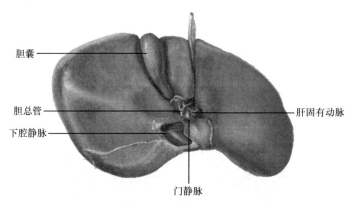

图 8-3 肝脏(下面观)

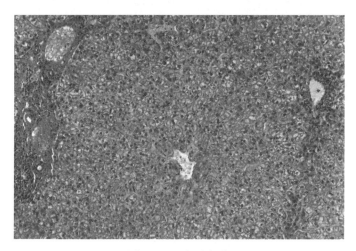

图 8-4 正常肝小叶

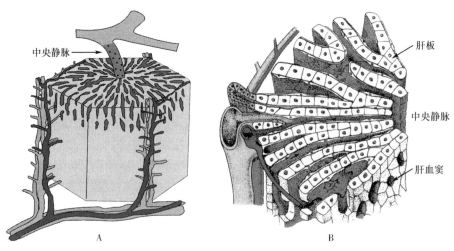

图 8-5 肝小叶模式图

3. 肝脏的主要功能 肝脏是人体内最大的腺体器官,参与体内消化、排泄、解毒、代谢等过程,是维持生命活动必不可少的脏器之一。其血液有肝动脉和门静脉双重来源,因此血液供应极为丰富。经过肝脏的血液由肝静脉汇入下腔静脉。肝脏的主要功能如下所述。

（1）分泌胆汁促进脂肪的消化与吸收。

（2）在物质代谢中的作用

1）糖代谢：合成储存糖原与糖的异生。

2）蛋白质代谢：被吸收的氨基酸 80% 在肝脏进行蛋白质合成、脱氨、转氨。在肝脏合成的蛋白质有：血浆蛋白、纤维蛋白原、凝血酶原及 Ⅱ、Ⅶ、Ⅸ、Ⅹ 等凝血因子。脱氨所生成的氨在肝脏经鸟氨酸循环转变为尿素。其中 75% 经肾脏排出，25% 渗入肠腔，被细菌尿素酶分解后再经门静脉入肝，既尿素的肠肝循环，如图 8-6 所示。

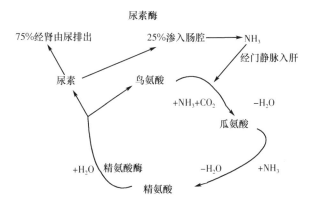

图 8-6　尿素生成的鸟氨酸循环及肠肝循环

3）脂代谢：①在肝脂肪酶的作用下，水解中性脂肪生成甘油和脂肪酸，后者可经 β-氧化生成酮体。②利用糖和某些氨基酸合成脂肪酸、胆固醇和磷脂。③合成血浆中极低密度脂蛋白、卵磷脂胆固醇转酰酶和白蛋白，参与脂类的运输及其转化。

4）维生素代谢：①脂溶维生素的吸收和多种维生素的储存（维生素 A、K、D、B_{12} 等）。②直接参与维生素代谢：如将胡萝卜素转化为维生素 A、将维生素 D 转化为 25-羟维生素 D、将维生素 PP 转化为 NAD 和 NADP 的组成成分、将泛酸转化为辅酶 A 的组成成分、将维生素 B_1 转化为焦磷酸硫胺素等。

（3）生物转化与解毒功能：肝脏是机体进行生物转化的首要器官，亦是主要的解毒器官。其方式有以下几种：①化学作用：有氧化、还原、分解、结合和脱氨。其中结合与单加氧酶系的作用最为重要。②分泌作用：重金属以及来自肠道细菌可经胆汁排出。③蓄积作用：某些生物碱及吗啡可蓄积于肝脏，然后小量释放，减少中毒程度。④吞噬作用：肝静脉窦内皮层的枯否细胞，可吞噬 99% 的经由门静脉进入肝的细菌。

（4）在激素代谢中的作用：血液中的类固醇激素（醛固酮、雌激素等）、蛋白质和多肽类激素（胰岛素、胰高血糖素、ADH 等），氨基酸衍生的激素（肾上腺素与甲状腺素等）的灭活与分解代谢主要在肝脏进行。

4. 肝脏的功能储备与再生　肝脏有巨大的机能储备能力。动物实验证明，一次切除大鼠 3/4 肝脏后，并不显示出明显的生理功能紊乱。而且残余肝脏在 3 周内再生至原有大小。

5. 引起原发性肝损害的常见原因

（1）病毒：已发现多种病毒可引起病毒性肝损害，常见的有甲、乙、丙、丁、戊等，其中主要是乙型肝炎病毒，其次是丙型或其他病毒所致。

（2）毒物与药物：①毒物：乙醇、毒蕈、四氯化碳、氯仿、二甲亚硝胺、硫代乙酰胺、醋胺酚、半乳糖胺、乙硫酰胺等。②药物（过量）：乙酰氨基酚（扑热息痛）、双氯灭酚（扶他林）、四环素、异烟肼、利福平、苯妥英、冬眠灵（氯丙嗪）、环磷酰胺等。

（3）机械性损伤与原发性肝癌。

（4）其他或继发性因素：①心力衰竭、缩窄性心包炎以及菌血症、败血症等。②寄生虫：如血吸虫、细粒棘球幼（肝包虫）。③急性妊娠脂肪肝综合征、营养过剩导致的脂肪肝。④消化道肿瘤肝转移等。均可导致肝脏功能受损，严重者可造成肝细胞变性坏死和/或腹水。

6. 肝脏功能损害的实验室检查　详见表8-19。

7. 肝功能障碍患者的典型临床表现

（1）急性肝损害（acute hepatic lesion）

1）病毒性肝炎（viral hepatitis，VH）：近期内突然出现、无其他原因解释的明显食欲不振、厌油、乏力、恶心、呕吐、腹痛（剧烈程度类似急腹症者少见）、腹泻，偶有上呼吸道感染症状。急性黄疸性肝炎在黄疸前期肝脏多不能触及，但右上腹可有叩击痛。黄疸期肝肿大，肋下1~3cm有压痛和叩击痛，脾轻度肿大。恢复期症状与体征逐渐消失。

2）急性重症肝炎（acute serious hepatitis）：病情发展迅猛，黄疸迅速加深，肝脏迅速缩小。患者出现嗜睡、烦躁不安、尖声喊叫、精神错乱、昏迷、抽搐等具有诊断意义的中枢神经系统症状，有时可出现脑水肿甚至脑疝。既之常发生出血（牙龈出血、鼻出血、皮下淤点淤斑、呕血、便血等）。还可出现水肿、腹水和肾功能不全。

（2）慢性肝损害（chronicity hepatic lesion）

1）慢性肝炎（chronic hepatitis，CH）：慢性持续性肝炎：患者有食欲不振、腹胀、疲乏、下肢酸软、低热、肝区疼痛以及头晕、失眠心悸、气促胸闷等类似神经官能症的症状。肝脏轻度肿大，质地中等偏软，轻度压痛和叩击痛。少数脾轻度肿大，偶见轻度黄疸。慢性活动性肝炎：除神经官能状外，上述症状均可出现。且有时肝区疼痛较明显。常出现明显的肝肿大，质地中等，有压痛和叩击痛，脾常能触及。面色可黝黑、可有蜘蛛痣和肝掌。皮下可有出血点。还可出现腹水、下肢水肿以及内分泌功能紊乱的现象。

2）肝硬化（cirrhosis of liver）

A.代偿期：较早出现的突出症状是食欲不振，此外患者可出现乏力、恶心呕吐、腹胀、上腹部不适或隐痛等非特异性症状。体格检查可见面色萎黄，肝掌、蜘蛛痣或毛细血管扩张。肝脏轻度至中度肿大。肝功多为正常或轻度异常。

B.失代偿期：

全身症状：消瘦、无力、易疲乏和不规则低热等。面容憔悴、面色黝黑灰暗伴色素沉着贫血、皮肤干枯粗糙，半数以上的患者有轻度黄疸，个别有中度黄疸。

消化道症状：常有稀便、恶心、呕吐、食欲不振、上腹部不适（闷胀或隐痛）。

出血倾向及贫血：因凝血因子合成障碍和脾功能亢进引起血小板减少，常有鼻、牙龈、胃肠道出血及紫癜。营养不良、吸收功能降低、失血、及脾功能亢进等因素可导致贫血。

内分泌失调：雌激素增加，雄激素降低出现性激素间的平衡失调，男性患者"女性化"，可因黑色素细胞刺激素作用增强引起皮肤色素沉着。亦有 ADH 和醛固酮增多引起的尿量减少、钠水潴留出现水肿和（或）腹水。

门静脉高压的表现：脾肿大、侧支循环的建立与开放。

门脉性肝硬化(portal cirrhosis):门脉性肝硬化是由一种病因或数种病因反复、长期损伤肝细胞,导致广泛的肝细胞变性和坏死,肝脏的功能受损,肝内结缔组织弥漫性增生和肝细胞再生,形成再生结节,使正常肝小叶结构和血管遭到破坏,形成假小叶,导致门静脉高压形成等病理改变。

我国该病患者以 20~50 岁男性多见,发病高峰年龄在 35~48 岁,青壮年患者的发病多与病毒性肝炎有关。肝硬化的起病和病程一般缓减,可隐伏数年至十数年之久(平均 3~5年)。

8. 肝硬化的常见原因与临床表现

(1)常见原因:主要有病毒性肝炎、慢性酒精中毒、营养失调、肠道感染、药物或工业毒物中毒及慢性心功能不全等。

(2)临床表现

1)肝功能代偿期:症状较轻,体征不明显,常缺乏特征性。可有乏力、食欲减退、消化不良、恶心、呕吐、右上腹隐痛和腹泻等症状。肝脏常肿大,部分患者伴脾肿大,并可出现蜘蛛痣和肝掌。肝功能检查多在正常范围内或有轻度异常。

2)肝功能失代偿期:①食欲减退:为最常见的症状,有时伴有恶心、呕吐,多由于胃肠阻性充血,胃肠道分泌与吸收功能紊乱所致,晚期腹水形成,消化道出血和肝功能衰竭将更加严重。②体重减轻:为多见症状,主要因食欲减退,进食不够,胃肠道消化及吸收障碍,体内白蛋白合成减少。③疲倦乏力:程度自轻度疲倦感觉至严重乏力,与肝病的活动程度一致。④腹泻:相当多见,多由肠壁水肿、肠道吸收不良(以脂肪为主)、烟酸的缺乏及寄生虫感染因素所致。⑤腹痛:引起的原因有脾周围炎、肝细胞进行性坏死、肝周围炎、门静脉血栓形成和(或)门静脉炎等。⑥腹胀:为常见症状,可能由低钾血症、胃肠胀气、腹水和肝脾肿大所致。⑦出血:肝功能减退影响凝血酶原和其他凝血因子的合成,脾功能亢进又引起血小板的减少,患者常出现牙龈、鼻腔出血,皮肤和黏膜有紫斑或出血点或有呕血与黑粪,女性常有月经过多。⑧神经精神症状:如出现嗜睡、兴奋和木僵等症状,应考虑肝性脑病的可能。

9. 病理改变

(1)大体形态改变:肝变形,早、中期体积正常或略增大,质地正常或稍硬。晚期体积明显缩小,重量减轻,质地变硬,外观呈棕黄色或灰褐色,表面有弥漫性大小不等的颗粒或小结节,大小在 0.1~0.5cm,边缘较薄而硬,被膜增厚切面弥漫性圆形或类圆形结节,纤维间隔较薄且均匀。如图 8-7 所示。

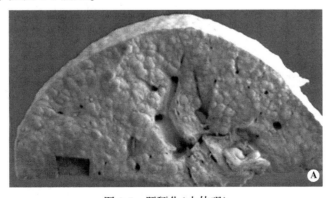

图 8-7 肝硬化(大体观)

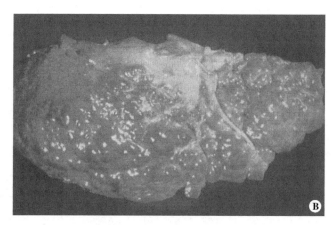

图 8-7　肝硬化(大体观)(续)

(2) 组织学改变:正常肝小叶结构消失或破坏,被假小叶所取代。假小叶呈圆形或椭圆形,中央静脉位置缺如、偏位或有两个以上,汇管区可包绕在假小叶内,肝细胞索和血窦的排列紊乱,分布极不规则。胆汁淤积细小胆管同时假胆管增生。纤维间隔较薄且均匀,有少量淋巴细胞和单核细胞浸润。如图 8-8 所示。

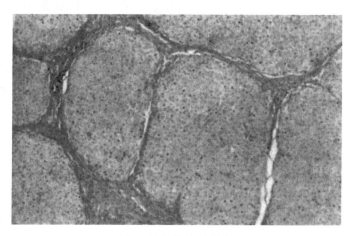

图 8-8　门脉性肝硬化

门脉高压形成与侧支循环建立:肝细胞坏死,再生结节形成导致;①肝组织结构的改建和结缔组织弥漫性增生,使门静脉、肝静脉和肝动脉小支三者间失去正常关系,并常出现短路。②血管受再生结节的挤压,血管床缩小。③并发肝内和肝外门静脉血栓形成;可导致门静脉高压。门静脉压力增高后,来自消化器官及脾脏等的回心血液受阻,被迫在许多部位与体循环之间建立侧支循环。临床上有三支重要的侧支循环开放:食管下段和胃底静脉曲张(常因进粗糙刺激性食物或腹内压突然增高破裂出血);腹壁与脐周静脉曲张(以脐为中心向上、下腹壁延伸紧张纡曲的静脉,可闻及连续的静脉杂音);痔静脉扩张(门静脉系统的直肠上静脉与下腔静脉系统的直肠中、下静脉沟通,有时扩张形成痔核,破裂时引起便血)。

10. 肝性脑病　肝性脑病(hepatic encephalopathy, HE)是由于严重肝病致肝细胞广泛损害,肝功能衰竭及门体静脉分流所引起的以代谢紊乱为基础的中枢神经系统综合病症。其主要临床表现为意识障碍、行为失常和昏迷。肝性脑病的发病机制至今仍不甚清楚,研究发现:80%慢性复发性肝性脑病的患者在肝性脑病发作时存在血氨增高。正常情况下,血氨的来源与去路保持动态平衡,而氨在肝中合成尿素是维持此平衡的关键。当肝功能严重受损时,肝内尿素合成发生障碍或肠壁吸收肠道内生成的氨过多,均可导致血氨升高,增高的血氨通过血-脑屏障进入脑组织从而引起脑功能障碍。

11. 肝硬化及其并发症的药物治疗 迄今尚无肯定有效的逆转肝硬化的药物,不宜滥用药物,否则将加重肝脏负担而适得其反。

(1)原发病的治疗:根据早期肝硬化的特殊病因给予治疗。血吸虫病患者在疾病的早期采用吡喹酮进行较为彻底的杀虫治疗,可使肝功能改善,脾脏缩小。动物实验证实经吡喹酮早期治疗能逆转或中止血吸虫感染所致的肝纤维化。酒精性肝病及药物性肝病,应中止饮酒及停用中毒药物。病毒性肝炎,尤其是乙型肝炎在发展成肝硬化后,有的病毒仍在复制,所以仍有必要进行抗病毒治疗。

(2)对症治疗:①补充多种维生素。②保护肝细胞和促进肝细胞再生的药物。③降酶退黄药物。④提高血浆白蛋白。

(3)并发症的治疗:肝硬化并发腹水的药物治疗。

1)控制水和钠盐的摄入。

2)应用利尿剂:①醛固酮拮抗剂:螺内酯(安体舒通),作用于肾远曲小管,利钠作用较弱,但有保钾作用,常为治疗的首选药物。另外,氨苯蝶啶虽不能拮抗醛固酮但具有保钾利尿作用,也可选用;②襻利尿剂:主要有呋塞米(速尿)、依他尼酸(利尿酸),作用强,排钠也排钾。使用时需补充钾盐或与保钾利尿剂合用。

3)纠正有效循环血容量不足:血液分布异常、有效循环量减少和肾灌注不足,常常是引起难治性腹水的重要原因之一。在治疗过程中,可静脉输入白蛋白或血浆,提高胶体渗透压,增加有效血浆容量,改善肾血流量与肾小球滤过率。

(4)肝硬化并发肝性脑病的药物治疗:肝性脑病的治疗除保肝、适当补充白蛋白和充足的热能外,还应采取必要的药物治疗。①控制毒物的来源:肝性脑病主要是血氨升高引起。一般肠道中尿素的肠肝循环和蛋白质的腐败,每天可产生4g氨入血,因此控制肠道血氨的产生是防止肝性脑病的有力措施。②促进体内氨的清除:体内血氨升高是导致肝性脑病的主要原因,轻者精神障碍,患者的定向力和理解力减退,有明显的精神错乱现象;重者昏迷,各种反应逐渐减弱或消失。因此,加快体内氨的清除是治疗肝性脑病的有效措施。

(5)上消化道出血的治疗:应采取急救措施,包括:禁食、静卧、加强监护、迅速补充有效血容量以纠正出血性休克和采用有效止血药物,如垂体后叶素、三甘氨酰赖氨酸加压素(可利新)等。预防食管曲张静脉出血或止血后再发出血,可采用定期纤维内镜对曲张静脉注射硬化剂等。

(6)肝、肾综合征的治疗:①早期预防和消除诱发肝、肾功能衰竭的因素,如感染、出血、电解质紊乱、不适当的放腹水、利尿等。②严格控制输液量,量出为入,纠正水、电解质和酸碱失衡。③停止或避免使用损害肾功能的药物。④使用血管活性药物,如八肽加压素、可利新、多巴胺等以改善肾血流,在扩容基础上,使用利尿剂。

(二)肝损害临床典型病历分析与讨论

【临床病例1】

患者,男性,52岁,农民。1999年8月5日10时30分入院。

主诉:消瘦、无力、腹胀、厌食、恶心、呕吐4个月余,加重3天。

现病史:近4个月来,烦躁、易怒,四肢无力,进行性消瘦,鼻和齿龈易出血,有时有血便。

既往史:患者自年轻时起,喜饮酒,日饮酒量在250ml以上,长年不断。10年前因上腹不适,伴腹痛与食欲不振入县医院。住院检查肝大肋下1cm,肝功能正常,经护肝治疗好转出院。4年前上述症状加重并伴有皮肤、巩膜黄染,厌食,进食时上腹部不适感加剧、腹胀,伴恶心,稀便,症状反复持续至今。

体格检查:面容憔悴,皮肤粗糙,神志恍惚,步履失衡,烦躁不安,皮肤、巩膜黄染,腹静脉怒张,面部与胸部可见蜘蛛痣。腹部饱满,肝可触及、质硬、边缘较钝。脾大在肋下3指,质较硬,腹部移动性浊音阳性。心肺无异常发现。食道吞钡X线显示食道下段静脉曲张。

实验室检查:黄疸指数24U,谷草转氨酶120U,脑磷脂胆固醇絮状试验(++),麝香草酚浊度试验15U,血氨150μg%。

入院后,经静脉滴注葡萄糖、谷氨酸钠,酸性溶液灌肠,限制蛋白饮食,补充维生素及抗生素等治疗后,神志逐渐清楚。维持治疗5日后,患者在大便时突感头晕、乏力、虚汗,继之昏厥。此时患者面色苍白,脉搏细速(118次/分),血压8/5.33kPa(60/40mmHg),经输血、补液抢救,血压回升,症状略有好转。次日,患者再度出现神志恍惚、烦躁不安、尖叫。双手有扑翼样震颤,大便呈柏油样。继后发生昏迷,血压20/8kPa(150/60mmHg),瞳孔中度散大,对光反射减弱,皮肤、巩膜深度黄染,黄疸指数60U,谷丙转氨酶160U,血氨1.80mg/L。经各种降氨治疗后,血氨降至1.05mg/L,但症状无明显改善。改用左旋多巴静脉滴注,同时降血氨治疗5天后,症状逐渐减轻,神志恢复,后经继续观察治疗,于入院的第45天,临床症状基本消失,出院。

讨论:

(1)该患者患何种疾病?诊断依据是什么?

(2)患者的主要临床症状有哪些?产生的病理生理基础是什么?

(3)入院后所采取治疗的理论依据是什么?

(4)患者的预后怎样?今后应注意什么?

【临床病例2】

患者,男性,42岁,已婚。2001年11月25日9时20分入院。

主诉:全身水肿3个月,昏迷1天。

患者10年前被诊断慢性肝炎,此后常年服用保肝药。3个月前出现全身水肿与腹水,采用双氢克尿塞治疗疗效不明显。

体格检查:体温37.2℃,脉搏62次/分,呼吸24次/分,血压10.67/8kPa(80/60mmHg)。神志不清,检查不合作,皮肤、巩膜轻度黄染,肝掌,面、颈可见蜘蛛痣,肝、脾触诊不满意,腹部移动性浊音阳性,双下肢凹陷性水肿。

实验室检查:黄疸指数15U,谷-丙转氨酶(SGPT)180U,白蛋白3.3g%,γ-谷氨酰转肽酶(γ-GTP)280U,血K^+2.0mmol/L、血Na^+116mmol/L、血Cl^-66mmol/L、血气分析结

果为:pH 7.44,PaCO$_2$ 3.2kPa(24mmHg),HCO$_3^-$16mmol/L,超声波检查:肝上界在第 6 肋间,剑突下 4.5cm,右肋下 1cm,呈较密微波至稀疏低小波,波型略迟钝,出波衰减。

诊断:肝炎后肝硬化合并亚急性重型肝炎;肝性脑病。

入院后立即使用精氨酸、谷氨酸钠、左旋多巴、食醋保留灌肠、新霉素、纠正电解质紊乱、利尿、输新鲜血液等措施积极治疗,疗效甚微。1 周后死亡。

死亡时从口、鼻流出血性分泌物。

讨论:

(1) 该患者为什么会出现肝掌和蜘蛛痣?

(2) 该患者发生肝性脑病的病因与诱因是什么?为什么?

(3) 导致该患者发生肝性脑病的机制是什么?为什么?

(4) 该患者有无电解质与酸碱平衡紊乱?属何类型?发生的病理生理基础是什么?对机体的影响是什么?

(5) 该患者腹水与全身性水肿的发生机制是什么?

(6) 患者死亡时为何会从口、鼻流出血性分泌物?

(三) 肝硬化与肝性脑病动物模型的复制、观察分析及抢救

【大鼠肝硬化动物模型的制作】

复制肝硬化动物模型的方法有很多,常用的有四氯化碳法、酒精法、免疫法、致癌物法、胆管阻塞法、营养不良法、复合法等。实验动物通常采用小白鼠、大白鼠和家兔。本实验选用复合法复制大白鼠实验性肝硬化。该方法具有操作简单,成功率高,死亡率低等优点。实验第 1~2 周时以肝细胞变性、坏死为主,第 3~4 周以弥漫性纤维增生为主,第 5~6 周有肝内结节、假小叶形成。第 6 周末可形成肝硬化。

1. 试验对象 实验选用体重 200g 健康 Wistar 大鼠,雌雄不拘。所有实验动物以高脂低蛋白食物(玉米面为饲料,加 0.5% 胆固醇,实验前 2 周加 20% 猪油)喂养。

2. 试验药品和器材

(1) 实验仪器:小动物手术台,哺乳动物手术器械(手术刀、剪、镊、钳等),肝穿刺包,棉绳,细导尿管,钢针电极,注射器(1ml、5ml、10ml),移液器(1ml、0.2ml、0.1ml),BL-420 生物机能试验系统(以上器械、仪器视分组而定),分析天平,涡旋混合器,衡温磁力搅拌器,全或半自动生化分析仪,分光光度计,LG15-W 离心机,光学显微镜,组织学切片所需仪器、设备,(内切式高速匀浆器,低温低速离心机,低温高速冷冻离心机,−80℃ 低温冰箱。)

(2) 实验试剂:胆固醇、花生油、猪油、CCl$_4$、乙醇、10% 复方氯化铵、谷氨酸、谷氨酸钠、精氨酸、20% 乌拉坦、5% 葡萄糖、转氨酶(ALT、AST)、γ-谷氨酰基转肽酶(GGT)、碱性磷酸酶(AKP)、血清蛋白(总蛋白、白蛋白、球蛋白及白/球比值)、凝血酶原时间、免疫球蛋白 IgG、IgA、IgM 和 CD$_3$、CD$_4$、CD$_8$ 细胞等检测试剂盒,4% 中性甲醛、石蜡。

3. 试验步骤和观察项目

(1) 肝硬化动物模型制备:将实验动物随机分为四组,每组 4~8 只;①对照组:颈、背部皮下注射花生油(首剂 0.5ml/100g 体重,以后每隔 3 天皮下注射 0.3ml/100g 体重),高脂低蛋白与自由摄水喂养。②CCl$_4$组:颈、背部皮下注射 CCl$_4$(首剂 0.5ml/100g 体重,以后每隔

3 天皮下注射 40% CCl₄ 油剂,0.3ml/100g 体重),高脂低蛋白与自由摄水喂养。③酒精组:颈、背部皮下注射花生油(首剂 0.5ml/100g 体重,以后每隔 3 天皮下注射 0.3ml/100g 体重),高脂低蛋白与 30% 乙醇作为唯一饮料喂养。④CCl₄+酒精组:颈、背部皮下注射 CCl₄(首剂 0.5ml/100g 体重,以后每隔 3 天皮下注射 40% CCl₄ 油剂,0.3ml/100g 体重),高脂低蛋白与 30% 乙醇作为唯一饮料喂养。

(2)肝功能指标的观测与肝脏组织学等观察

1)肝功能指标的观测:分别于第 2 和 4 周时,自尾静脉取血测定血清胆红素、转氨酶(ALT、AST)、γ-谷氨酰基转肽酶(GGT)、碱性磷酸酶(AKP)、血清蛋白(总蛋白、白蛋白、球蛋白及白/球比值)含量、凝血酶原时间。第 6 周时,腹腔注射 20% 乌拉坦 5~6ml/kg·w 麻醉,行股静脉插管取血,观测上述指标变化与免疫功能:T 淋巴细胞数,CD₃、CD₄ 和 CD₈ 细胞,免疫球蛋白 IgG、IgA、IgM 的改变,并测定测血氨及血尿素氮的含量。肝功能指标的检测结果见表 8-1~表 8-4。

表 8-1　肝功能检测结果(第 2 周)

	胆红素 (µmol/L)	ALT (U/L)	AST (U/L)	GGT (U/L)	AKP (U/L)	总蛋白 (g/L)	白蛋白 (g/L)	球蛋白 (g/L)	白/球 比值	凝血酶原 时间(min)
对照组										
CCl₄组										
酒精组										
CCl₄+酒精组										

表 8-2　肝功能检测结果(第 4 周)

	胆红素 (µmol/L)	ALT (U/L)	AST (U/L)	GGT (U/L)	AKP (U/L)	总蛋白 (g/L)	白蛋白 (g/L)	球蛋白 (g/L)	白/球 比值	凝血酶原 时间(min)
对照组										
CCl₄组										
酒精组										
CCl₄+酒精组										

表 8-3　肝功能检测结果(第 6 周)

	胆红素 (µmol/L)	ALT (U/L)	AST (U/L)	GGT (U/L)	AKP (U/L)	总蛋白 (g/L)	白蛋白 (g/L)	球蛋白 (g/L)	白/球 比值	凝血酶原 时间(min)
对照组										
CCl₄组										
酒精组										
CCl₄+酒精组										

表 8-4　肝免疫功能检测结果(第 6 周)

	T-cell ($\times10^9$/L)	CD3 ($\times10^9$/L)	CD4 ($\times10^9$/L)	CD8 ($\times10^9$/L)	IgG (g/L)	IgA (g/L)	IgM (g/L)	血氨 (ng/L)	尿素氮 (mmol/L)
对照组									
CCl₄组									
酒精组									
CCl₄+酒精组									

2) 肝脏组织学观察

肝穿活组织检查:分别于第 2 和 4 周时将大鼠取仰卧稍向左倾,并使其右侧尽量靠近手术台边沿,右前肢上举置脑后固定于手术台上。穿刺部位通常选腋前线第 8 肋间或腋中线第 9 肋间为穿刺点。剪去穿刺部位的鼠毛,用三棱针在穿刺点皮肤上刺孔,由此孔将穿刺针靠肋骨上缘与胸壁呈垂直方向刺入 0.5~1.0cm。拔出针芯,连接乳胶管,管之另一端接 10ml 注射器,内盛 3~5ml 无菌生理盐水,助手持注射器并抽吸注射器成负压状态,此时迅速将针直线方向进入肝脏,并立刻退出(此动作一般在 1s 左右完成),穿刺针绝不能在肝内搅动,穿刺深度不超过 3cm。将针头内的肝组织注入盛有福尔马林的液瓶内行组织学观察。

第 6 周时,腹腔注射 20% 乌拉坦 5~6ml/kg·w 麻醉后,沿腹白线做正中切口,打开腹腔暴露肝脏和脾脏,观察肝脏大小、外形改变和是否有脾大。将肝脏上翻暴露肝静脉,观察肝门静脉直径是否增宽,同时,将切口向下延伸暴露直肠,观察直肠上静脉丛是否有曲张(与对照组相比较),以确定是否出现门脉高压症。观察有无腹水发生,如有腹水,用 5ml 注射器吸取腹水 2ml,行腹水蛋白含量等检查。在肝脏的右外侧叶(腋前线第 8 肋间或腋中线第 9 肋间)取肝组织 2cm³ 称重后,行组织学观察。肝脏组织学观察结果见表 8-5。

表 8-5　肝脏组织学观察结果(第 6 周)

	腹水 (有/无)	蛋白含量 (g/L)	外形 改变	脾肿大	门静脉 直径	直肠上 V 丛曲张	门脉 高压
对照组							
CCl₄组							
酒精组							
CCl₄+酒精组							

肝穿活组织检查结果描述见表 8-6。

表 8-6　肝穿活组织检查结果

	肝小叶形 态改变	假小叶 形态	中央静 脉位置	中央静 脉数目	小叶间隔 的改变	汇管区 的改变	肝索、肝窦 的改变	有无淋巴/单核 细胞浸润
对照组								
CCl₄组								
酒精组								
CCl₄+酒精组								

【大鼠肝性脑病动物模型复制与抢救】

1. 十二指肠插管术　在肝硬化模型复制的第 6 周时,腹腔注射 20% 乌拉坦 5~6ml/kg·w 麻醉,沿腹白线做正中切口,打开腹腔,沿幽门向下找出十二指肠,将细塑料管于十二指肠降部前壁插入十二指肠,先做荷包缝合固定并将细塑料管向十二指肠远端方向插入约 5cm。将肠管送回腹腔,插管的另一端至于腹腔外,用皮钳关闭腹腔。

2. 观察、记录脑电图改变　沿大鼠头顶正中线做矢状切口,暴露前、后囟及冠、矢状缝等骨性标志,在矢状缝旁开 3mm 处插入钢针电极深 5mm(有落空感),连通电极记录大脑皮层脑电图。

3. 颈外静脉取血 2ml 测血氨及血尿素氮

4. 复制肝性脑病模型　欲观察肠道 pH 对血氨和脑病发生的影响需增加 CCl$_4$+酒精组实验动物至 24 只。十二指肠腔内注射 10% 复方氯化铵溶液,每次 3ml,间隔 5min,仔细观察大鼠呼吸和肌张力变化,当脑电图 δ 波出现并明显加快,或四肢肌肉痉挛发生后应立即停止注射,记录复方氯化铵溶液的总用量及时间的同时,自颈外静脉取血 0.5ml 测血氨及血尿素氮。实验结果见表 8-7。

表 8-7　肝性脑病模型观察结果

	肌张力 变化	脑电图的 变化(δ波)	呼吸节 律变化	呼吸频率 (次/分)	复方氯化铵 用量、时间	血氨 (ng/L)	尿素氮 (mmol/L)
对照组							
CCl$_4$组							
酒精组							
CCl$_4$+酒精组							

5. 抢救　自颈外静脉或耳缘静脉插管处快速输注复方谷氨酸钠溶液 15ml/kg(谷氨酸钠 12.5g,溶于 5% 葡萄糖溶液 500ml 中),观察、记录脑电图的改变。待症状缓解后自股静脉取血 0.5ml 测血氨及血尿素氮。实验结果见表 8-8。

表 8-8　抢救后的观察结果

	肌张力 变化	脑电图的 变化(δ波)	呼吸频率 (次/分)	呼吸节 律变化	血氨 (ng/L)	尿素氮 (mmol/L)
对照组						
CCl$_4$组						
酒精组						
CCl$_4$+酒精组						

6. 计算并比较肝重、肝系数　剪断镰状韧带,自肝门处结扎肝血管与胆管,沿结扎线下方切下肝脏,剔除血管与结缔组织,摘除胆囊,洗净血污,吸除水分后,称重(加已切除的肝右叶标本重)。计算比较肝重和肝系数。

$$肝系数 = \frac{肝重(g)}{体重(kg)} \times 100\%$$

注意事项

(1) 实验动物造模过程中,严格按照操作规程进行。每次注射 CCl$_4$ 前认真称重,严格控制 CCl$_4$ 的注射量,尽量减少造模过程中实验动物的死亡。

(2) 肝穿活组织检查时,定位要准确,穿刺针绝不能在肝内搅动,穿刺深度不超过 3cm。

(3) 暴露肝脏、脾脏、肝门静脉及直肠上静脉丛时动作要轻柔,避免大出血。

(4) 游离肝脏时动作要轻柔,避免肝叶破裂出血;结扎线应扎于肝叶跟部,避免勒破肝脏。

【家兔肝硬化、肝性脑病动物模型的制作】

1. 试验对象　普通级新西兰大白兔,雌雄不限,体重 1.8～2.2kg,常规饲养,自由进食及进水。

2. 试验药品和器材 橄榄油、CCl_4、20%乌拉坦、10%复方氯化铵溶液、谷氨酸钠、5%葡萄糖、生理盐水、4%中性甲醛、石蜡、兔手术台、哺乳动物手术器械一套、肝穿刺包、棉绳、细导尿管、注射器(1ml、5ml、10ml)、吸管、BL-420生物机能试验系统一套、全自动生化分析仪。

3. 试验步骤和观察项目

（1）肝硬化动物模型的制作：取健康家兔4~8只随机分为两组。①对照组：给予肌内注射橄榄油，每周2次，最初2周剂量为0.3ml/kg·w，随后改为0.2ml/kg·w，共注射12周；②实验组：给予皮下注射用橄榄油稀释的50% CCl_4，每周2次，最初2周剂量为0.3ml/kg·w，随后改为0.2ml/kg·w，继续注射10周。12周后肝硬化动物模型成型。

1) 实验室检查：分别于4、6、8、12周后自耳缘静脉采血：检查①血常规；②肝功能：血清胆红素，转氨酶(ALT、AST)，γ-谷氨酰基转肽酶(GGT)，碱性磷酸酶(AKP)，血清蛋白(总蛋白、白蛋白、球蛋白及白/球比值)含量，凝血酶原时间；③免疫功能：T淋巴细胞数，CD_3、CD_4和CD_8细胞，免疫球蛋白IgG、IgA、IgM。检查结果列表8-9~表8-11显示如下。

表8-9 血常规检查结果

	血红蛋白 （g/L）	红细胞计数 （×10¹²/L）	白细胞计数 （×10⁹/L）	中性核粒细胞 （×10⁹/L）	嗜酸粒细胞 （×10⁹/L）	嗜碱粒细胞 （×10⁹/L）	红细胞沉降率 （mm/1h）
对照组							
实验组							

表8-10 肝功能检测结果

	胆红素 （μmol/L）	ALT （U/L）	AST （U/L）	GGT （U/L）	AKP （U/L）	总蛋白 （g/L）	白蛋白 （g/L）	球蛋白 （g/L）	白/球 比值	凝血酶原时间 （min）
对照组										
实验组										

表8-11 肝功能检测结果

	T-cell （×10⁹/L）	CD3 （×10⁹/L）	CD4 （×10⁹/L）	CD8 （×10⁹/L）	IgG （g/L）	IgA （g/L）	IgM （g/L）
对照组							
实验组							

2) 肝穿活组织检查：分别于第4、6、8周时，取仰卧稍向左倾，其右侧应尽量靠近兔台边沿，右前肢上举置脑后固定于兔台上。穿刺部位通常选腋前线第8肋间或腋中线第9肋间为穿刺点。剪去穿刺部位的兔毛，用三棱针在穿刺点皮肤上刺孔，由此孔将穿刺针靠肋骨上缘与胸壁呈垂直方向刺入0.5~1.0cm。拔出针芯，连接乳胶管，管之另一端接10ml注射器，内盛3~5ml无菌生理盐水，助手持注射器并抽吸注射器成负压状态，此时迅速将针直线方向进入肝脏，并立刻退出（此动作一般在1s左右完成），穿刺针绝不能在肝内搅动，穿刺深度不超过3cm。将针头内的肝组织注入盛福尔马林液瓶内送病理检查。

3) 肝硬化门-体循环建立的观察：12周后分别取对照组和肝硬化组家兔称重，20%乌拉坦耳缘静脉麻醉(5ml/kg·w)。剪除兔头顶部兔毛，沿头家兔顶正中线做矢状切口，暴露前、后囟及冠、矢状缝等骨性标志，在矢状缝旁开3mm处插入刚针电极深5mm(有落空感)，备用。将家兔取仰卧位固定于兔台上,颈部剪毛,颈总动脉插管并取血 3ml 测血氨及血尿素氮。沿腹白线做正中切口,打开腹腔暴露肝脏和脾脏,观察肝脏大小、外形改变和是否有脾肿大。将肝脏上翻暴露肝门静脉,观察肝门静脉直径是否增宽,同时,将切口向下延伸暴露直肠,观察直肠上静脉丛是否有曲张(与对照组相比较),以确定是否出现门脉高压症。

腹水检查:仔细观察有无腹水,如已发生腹水,用 5ml 注射器吸取腹水 2ml,行腹水蛋白质种类与含量等检查。检查结果列表 8-12~表 8-14 显示如下:

表 8-12 肝穿活组织检查结果

	肝小叶形态改变	假小叶形态	中央静脉位置	中央静脉数目	小叶间隔的改变	汇管区的改变	肝索、肝窦的改变	有无淋巴/单核细胞浸润
对照组								
实验组								

表 8-13 肝脏组织学观察结果

	肝脏大小改变	外形改变	脾肿大	门 V 直径	直肠上 V 丛曲张	是否有门脉高压	血氨(ng/L)	尿素氮(mmol/L)
对照组								
实验组								

表 8-14 腹水检查结果

	外观	透明度	比重	凝固	黏蛋白定性	蛋白定量(g/L)	葡萄糖定量(g/L)	细胞计数(×10⁶/L)	细胞分类	细菌学检查	腹水性质
对照组											
实验组											

(2)肝性脑病动物模型的复制及抢救

1)记录脑电图:将预先埋置的皮层电极与记录仪器连通,记录大脑皮层脑电图。

2)十二指肠插管:沿幽门向下找出十二指肠,将细塑料管于十二指肠降部前壁插入十二指肠,先做荷包缝合固定再将细塑料管向十二指肠远端方向插入约 5cm。将肠管送回腹腔,插管的另一端至于腹腔外,用皮钳关闭腹腔。观察并记录四肢肌张力和对刺激的反应。

3)复制肝性脑病的模型:向十二指肠插管内灌注 10% 复方氯化铵溶液,每次 5ml,间隔 5min,仔细观察家兔呼吸和肌张力变化,记录脑电图的变化,当脑电图 δ 波出现并明显加快,或四肢肌肉痉挛发生后应立即停止注射,记录复方氯化铵溶液的总用量及时间的同时,自颈总动脉取血 3ml 测血氨及血尿素氮。

4)实验结果:见表 8-15。

表 8-15 复制肝性脑病模型观察结果

	肌张力变化	脑电图的变化(δ波)	呼吸节律变化	呼吸频率(次/分)	复方氯化铵用量、时间	血氨(ng/L)	尿素氮(mmol/L)
对照组							
实验组							

5）抢救：自股静脉或耳缘静脉插管处快速输注复方谷氨酸钠溶液 30ml/kg（谷氨酸钠 12.5g，溶于 5% 葡萄糖溶液 500ml 中），观察、记录脑电图的改变。待症状缓解后自股静脉取血 2ml 测血氨及血尿素氮。

6）实验结果：见表 8-16。

表 8-16　实施抢救后的观察结果

	肌张力 变化	脑电图的 变化（δ 波）	呼吸频率 （次/分）	呼吸节 律变化	血氨 （ng/L）	尿素氮 （mmol/L）
对照组						
实验组						

7）计算并比较肝重、肝系数：剪断镰状韧带，自肝门处结扎肝血管与胆管，沿结扎线下方切下肝脏，剔除血管与结缔组织，摘除胆囊，洗净血污，吸除水分后，称重（加已切除的肝右叶标本重）。计算比较肝重、肝系数（肝重/体重×100%）。

注意事项同前。

【正常家兔制备肝性脑病动物模型的方法及抢救】

1. 试验对象　普通级新西兰大白兔，雌雄不限，体重 1.8~2.2kg，常规饲养，自由进食及进水。

2. 试验药品和器材　橄榄油、CCl_4、20% 乌拉坦、2.5% 复方氯化铵溶液、谷氨酸钠、5% 葡萄糖、生理盐水、4% 中性甲醛、石蜡、兔手术台、哺乳动物手术器械一套、刚针电极、肝穿刺包、棉绳、细导尿管、注射器（1ml、5ml、10ml）、吸管、BL-420 生物机能试验系统一套、全自动生化分析仪。

3. 试验步骤和观察项目　取体重在 2kg 左右的正常健康家兔 4~8 只，雌雄不限，随机分为两组，称重后，20% 乌拉坦耳缘静脉麻醉（5ml/kg·w）剪除头、颈、腹及一侧腹股沟处的兔毛，沿家兔头顶正中线做矢状切口，暴露前、后囟及冠、矢状缝等骨性标志，在矢状缝旁开 3mm 处插入钢针电极深 5mm（有落空感），连通电极记录大脑皮层脑电图后，背位固定，行颈部手术分离气管和左颈总动脉，气管插管并固定，行股部手术，分离股静脉，经耳缘静脉肝素化（2% 肝素 2ml/kg·w）后分别行颈总动脉和股静脉插管，固定后分别行下述操作。

（1）对照组：切断肝镰状韧带和肝胃韧带，以右手食指、中指夹持棉绳沿肝左外叶、左中叶、右中叶和方叶的跟部围绕一周但不结扎，亦不切除肝叶，行十二指肠插管术，关腹后，自股静脉插管处取血 3ml 测血氨和血尿素氮。以每次 5ml，间隔 5min 的速度向十二指肠插管内灌注 2.5% 的复方氯化铵溶液，记录大脑皮层脑电图。

（2）实验组：切断肝镰状韧带和肝胃韧带，以右手食指、中指夹持棉绳沿肝左外叶、左中叶、右中叶和方叶的跟部围绕一周并结扎，以阻断大部分的肝血流造成家兔急性肝功能不全，并用手术剪将所结扎的肝叶逐叶剪除，行十二指肠插管术，关腹后自股静脉插管处取血 3ml 测血氨和血尿素氮。以每次 5ml，间隔 5min 的速度向十二指肠插管内灌注 2.5% 的复方氯化铵溶液，记录大脑皮层脑电图。并在实验动物出现四肢痉挛、脑电图 δ 波出现并明显加快时，停止灌注。

立即分别从两组动物的股静脉插管处取血 3ml 用于血氨和血尿素氮的测定。并记录复方氯化铵溶液的总用量及脑电图等的变化。

4. 抢救　自股静脉或耳缘静脉插管处快速输注复方谷氨酸钠溶液 30ml/kg（谷氨酸钠

12.5g,溶于 5% 葡萄糖溶液 500ml 中),观察、记录脑电图的改变。同时,自股静脉取血 3ml 测血氨及血尿素氮。

5. 实验结果　见表 8-17 和表 8-18。

表 8-17　复制肝性脑病模型观察结果

	肌张力变化	脑电图的变化(δ波)	呼吸节律变化	呼吸频率(次/分)	复方氯化铵用量、时间	血氨(ng/L)	尿素氮(mmol/L)
对照组-1							
对照组-2							
实验组							

表 8-18　实施抢救后的观察结果

	肌张力变化	脑电图的变化(δ波)	呼吸频率(次/分)	呼吸节律变化	血氨(ng/L)	尿素氮(mmol/L)
对照组-1						
对照组-2						
实验组						

三、常用附表

表 8-19　肝脏功能损害的实验室检查

实验名称	正常值		临床意义
一、蛋白质代谢功能试验			
1. 血清总蛋白量及白蛋白与球蛋白比值	血清总蛋白含量 60~75g/L,白蛋白 40~55g/L,球蛋白 20~30g/L,白蛋白/球蛋白=1.5~2.5:1		慢性肝炎、肝硬化时 A/G<1,病情改善时 A/G 趋向恢复,白蛋白持续<30g/L 预后较差
2. 血清蛋白电泳	滤纸法	醋酸纤维膜法	
白蛋白	54%~61%	62%~71%	慢性肝病↓
α_1 球蛋白	4%~6%	3%~4%	发热、恶性肿瘤↑
α_2 球蛋白	7%~9%	6%~10%	急性重型肝炎时↓、血脂过高时↑
β 球蛋白	10%~13%	7%~11%	急性重型肝炎时↓、血脂过高时↑
γ 球蛋白	17%~22%	9%~18%	慢性肝炎、肝硬化时↑
3. 血清胶体稳定性实验			
①脑磷脂胆固醇絮状实验(CCPT)	结果(-)~(4+)。正常值<(+)		急性肝炎,常>(++)。变化早,持续时间短
②麝香草酚浊度实验(TTT)	0~6U		肝病和高血脂时浊度↑,变化较早,持续时间长
③硫酸锌浊度实验	2~12U		高低与 γ 球蛋白的含量成正比,肝硬变时呈强阳性
④复方碘实验	阴性		
4. 血浆凝血因子(Ⅰ、Ⅱ、Ⅴ、Ⅶ)检查	因子Ⅰ 2~4g/L 因子Ⅱ、Ⅴ、Ⅶ 0.7~1.3g/L		急性轻型肝炎时,轻度↓。慢性肝炎、肝硬化时明显↓

续表

实验名称	正常值	临床意义
5. 血氨测定	0.1~0.6mg/L	严重肝功能不全、门-体分流术后、上消化道出血时血氨↑
二、脂肪代谢功能试验		
1. 血液总胆固醇测定	2.86~5.98mmol/L	肝硬化、急性重型肝炎时↓,胆总管阻塞、肾病综合征、AS↑
2. 血浆胆固醇脂测定	占总胆固醇含量的60%~75%	肝功能受损↓,急性重型肝炎时突然↓,逐渐降低预后不良
三、胆红素代谢功能实验		
1. 血清黄疸指数测定	4~6U	隐性黄疸7~15U、显性黄疸>15U、阻塞性黄疸>100
2. 血清胆红素测定		
(1) 血清胆红素定性试验——凡登白（van den Bergh）反应	直接反应阴性,间接反应弱阳性	阻塞性-结合胆红素↑-直接反应迅速。溶血性-非结合胆红素↑-间接反应强阳性。肝细胞性直接间接均阳性
(2) 血清总胆红素及一分钟胆红素含量测定	总胆红素1.71~17.1μmol/L,一分钟胆红素0.51~3.42μmol/L	显性-总胆红素>2mg/100ml;一分钟胆红素>5mg/100ml-溶血性;肝细胞性与阻塞性均↑,后者明显
3. 尿内尿胆原及胆红素定性试验		
(1) 尿胆原检查	<5.92μmol/24h。定性试验弱阳性,阳性稀释度应<1:20	急性肝炎的早期即出现变化,肝细胞性、溶血性黄疸、肝硬化、中毒性肝损害时↑,阻塞性黄疸无尿胆原
(2) 尿内胆红素检查——碘环试验	阳阴性-两液面相邻处无绿色环	阻塞性或肝细胞性黄疸时呈阳性反应
四、染料排泄功能试验		
1. 磺溴酞钠滞留试验	45min后滞留量<注射量的5%	>6%肝细胞可能损害,>10%表明肝细胞已损害
2. 靛青绿滞留实验	15min滞留率0~10%	肝损伤时↑,肝硬化时明显↑
五、酶的检查		
1. 血清转氨酶测定	Reitman法　　　king法	急性病毒性肝炎的早期两种酶均↑,(1)更为显著;慢性肝炎活动期较非活动期高,反复波动或持续升高>6个月-慢性肝炎;肝硬化失代偿期轻度升高;中毒性肝损害时↑
(1) 谷草转氨酶	4~50U　　　44~103U	
(2) 谷丙转氨酶	2~40U　　　20~118U	
2. 血清碱性磷酸酶测定	布氏1.5~1.4U 金氏5~12U	肝细胞性黄疸不>10布氏或30金氏U,阻塞性黄疸↑↑
3. 血清γ-谷氨酰转肽酶测定	Orlouski法0~40U 改良法6~47U	急性病毒性肝炎↑↑;慢性肝炎活动期或急性发作时↑,可作为慢性肝炎是否活动的指标
4. 血清单氨氧化酶测定	依藤氏法<30个U	急性肝炎正常或稍高,肝硬化时多↑与纤维化程度成正比

实验名称	正常值	临床意义
六、肝脏病的免疫学检查		
1. 乙型肝炎三种抗原-抗体系统的检查		
（1）核心抗原（HBsAg）-抗体（抗HBs）系统		HBsAg 阳性为病毒感染者,抗 HBs 阳性为曾感染或被动免疫者
（2）核心抗原（HBcAg）-抗体（抗HBc）系统		肝抗 HBc 阳性,表明病毒在宿主内增殖,处在感染期
（3）核心抗原（HBeAg）-抗体（抗HBe）系统		HBeAg 阳性加 HBsAg 阳性者传染力大,较多转为慢性;抗 HBe 阳性加 HBsAg 阳性者一般无或低传染性;仅抗 HBe 阳性者乙肝病毒在血中消失
2. HBV-DNA 和 DNA 聚合酶检测		HBV-DNA 和 HBV 的 DNA 聚合酶都包被在 HBV 的核心中,测定它们即等于测定 HBV,能更真实地反映 HBV 的存活情况。HBV-DNA 和 DNAP 在肝炎加剧前和 HBeAg 同时升高,两者的测定对决定抗病毒药物的适应性和判定肝炎疗效有实用价值
3. 聚合人血清白蛋白受体检测		该检测阳性的临床意义和 HBeAg 与 HBV-DNA 相同,是显示 HBV 复制的指标之一
4. 免疫球蛋白:IgG、IgM、IgA、IgE、IgD	IgG:7.6~16.6g/L IgA: 0.71~3.35g/L IgM: 0.48~2.12g/L IgD: 0.01~0.04g/L IgE: 0.001~0.009g/L	IgG 是体内最主要的抗体,大部分抗病毒、抗细菌、抗外毒素的抗体均属于 IgG。IgM 和 IgA 也有抗细菌、毒素和病毒的作用,其中 IgM 是机体受到细菌或病毒感染后首先出现的抗体,其后才是 IgG。IgD 和 IgE 在血清含量较少,与人体的过敏反应有关。与肝脏疾患关系较大的免疫球蛋白有 IgG、IgM 和 IgA。在急性肝炎早期,以 IgM 增加为主;恢复期以 IgG 增加为主。慢性肝炎及肝炎后肝硬化,IgG、IgM、IgA 均可增高。IgG 与机体某些变态反应有关,慢性活动性肝炎免疫复合物损害明显时,IgG 可明显增高。原发性胆汁性肝硬化,以 IgM 增加为主。Ig 定量与血清蛋白电泳的 γ-球蛋白、浊度试验等肝功能检查有一定平行关系,且更为精确,有助于慢性肝炎、肝硬化等疾患的判断及鉴别

思考题

（1）试述引起肝损害的常见原因有哪些？当肝功能不全时,血氨升高的机制及其与脑病的关系。

（2）论述氨基酸失衡在肝性脑病发生中的作用及左旋多巴治疗肝性脑病的机制是什么？

参 考 文 献

陈灏珠.1998.内科学.第4版.北京:人民卫生出版社.

陈文彬,潘祥林.2004.诊断学.第6版.北京:人民卫生出版社.

韩德五.2004.肠源性内毒素血症与肝病.北京:中国科学技术出版社.

金惠铭,王建枝.2008.病理生理学.第7版,北京:人民卫生出版社.

陆再英,钟南山.2008.内科学.北京:人民卫生出版社.

秦金.1995.病理生理学实习指导.西安:陕西科学技术出版社.

杨宝峰.2008.药理学.北京:人民卫生出版社.

杨世杰.2002.药理学.北京:人民卫生出版社.

Crawford JM.2003. Basic pathology. 北京:北京大学医学出版社.

Guyton AC，Hall JE. 2005. Medical physiology. 第10版. 北京:北京大学医学出版社.

Vishwanath R,Lingappa.2000. Pathophysiology of disease. 北京:人民卫生出版社.

（张鸣号　曹　军　丁　娟）

第九章 急性肾功能衰竭

一、实验目的与要求

本试验采用多种方法复制家兔急性肾功能衰竭(acute renal failure,ARF)模型,目的在于:

(1) 通过观察急性肾功能衰竭家兔血液和尿液的一些生化指标的变化及肾脏的病理学变化,以期为深入了解急性肾功能衰竭的发病机理提供理论依据。

(2) 对急性肾功能衰竭动物模型的研究,为进一步探寻急性肾功能衰竭的发病机制和寻找高效的治疗途径及药物,提供了有效的方法和手段。

二、实验内容

(一) ARF 相关基础知识

1. 形态学知识

1) 肾脏的位置:肾脏属于实质性器官,位于腹膜后位,紧贴腹后壁,在腰部脊柱两侧,左右各一。左肾上极平第 11 胸椎,其后方有第 11、12 肋斜行跨过,下端与第 2 腰椎平齐。右肾上方与肝相邻,位置比左肾低半个到一个椎体,右肾上极平第 12 胸椎,下极平第 3 腰椎,第 12 肋斜行跨过其后方(图 9-1)。体检时,除右肾下极可以在肋骨下缘扪及外,左肾则不易摸到。

2) 肾脏的形态结构:肾脏外形似蚕豆,中央为肾门,是肾血管、输尿管、神经及淋巴管出入之处。其排列顺序:肾静脉在前,肾动脉居中,输尿管在最后面,这些出入肾门的结构总称肾蒂,右侧肾蒂较左侧者短。肾门向内延续为一个较大的腔,称为肾窦,由肾实质围成,肾窦为肾动脉及肾静脉分支、肾小盏、肾大盏、肾盂和脂肪组织充填。肾

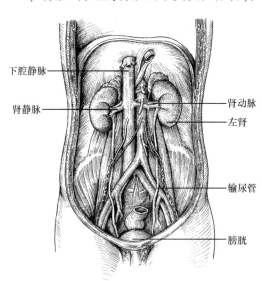

图 9-1 肾脏的解剖位置

标注:下腔静脉、肾静脉、肾动脉、左肾、输尿管、膀胱

脏的体积各人有所不同,一般而言,正常成年男性平均长 10cm,宽 5cm,厚 4cm,平均重量为 134~150g;女性肾脏的体积和质量均略小于同龄的男性,肾的纵剖面可见肾脏分为皮质和髓质两部分,皮质厚度为 1cm,该层富有血管及肾小球,颜色较髓质深,为红褐色。皮质的深层为髓质,厚度为 2~3cm,该层血管较少,节面是条纹状,是肾小管的肉眼观。髓质由 8~18

个肾锥体组成,锥体的尖顶为肾乳头,伸入
肾小盏中。肾小盏为漏斗形管状结构,每
一个肾小盏包绕 2~3 个肾乳头,相邻的肾
小盏汇合成肾大盏,再汇成肾盂,下接输尿
管。肾脏的表面自内向外有三层被膜包绕,
分别为肾纤维膜、脂肪囊、肾筋膜(图 9-2)。

2. 生理及病理生理知识

(1)肾脏的功能:肾脏是人体重要的
器官之一,它担负着极其重要的生理功能,
它和神经、内分泌系统一起,调节机体新陈
代谢过程,维持内环境的稳定,保证生命活
动正常地进行。肾脏有三大功能:

1)排泄功能:肾脏如同一个过滤器,
全身的血液每 5min 就通过肾脏一次。当
血液流经肾脏的肾小球时,除血细胞和蛋

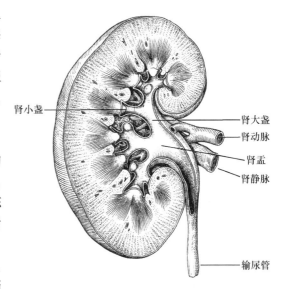

肾小盏 —
— 肾大盏
— 肾动脉
— 肾盂
— 肾静脉
— 输尿管

图 9-2　肾脏的形态结构

白质以外,其余的物质和水分形成原尿。当原尿流经肾小管时,肾小管通过重吸收和分泌
功能,将原尿中的大部分水分和葡萄糖、氨基酸、氯离子、钠离子、钾离子等有用物质回收,
同时将氢离子、氨离子、钾离子以及一些药物和有毒物质等排入肾小管液中,随机体代谢废
物组成终尿排出体外。当肾脏出现疾患时,排泄功能受影响,各种代谢废物及毒物就会在
体内聚积,从而引起各种临床症状。

2)调节功能:①调节水分平衡,肾脏通过肾小球的滤过功能和肾小管的重吸收功能,调
节机体的水分平衡。当肾功能紊乱时,就会出现尿多、尿少及水肿等症状。②维持体内电解
质代谢及酸碱平衡。肾脏通过肾小球的滤过功能和肾小管的重吸收和内分泌功能,维持着
机体的电解质代谢及酸碱平衡。当肾功能紊乱时,就会出现各种代谢紊乱,酸碱紊乱等各
种临床症状。

3)内分泌功能:肾脏能产生某些激素类的生理活性物质,主要有肾素、缓激肽、前列腺
素、促红细胞生成素、1,25-二羟基维生素 D_3 等。

肾素:95% 以上来自肾小球旁器,后者是肾素合成、储存、释放场所。另有 2%~5% 肾素
来自致密斑、间质细胞和出球小动脉内皮细胞。它是一种蛋白水解酶,分子量为 42 000、可
使肝脏产生的血管紧张素原的链肽水解,形成血管紧张素 I,再在肺组织转换酶作用下,转
化为血管紧张素 II,经氨基肽酶水解,继续转化为血管紧张素 III。血管紧张素 III 亦可由血
管紧张素 I 经脱氨基酶、肺转换酶的作用而生成。该肾素-血管紧张素系统的效应主要是调
节循环血量、血压及水、电解质的平衡。

肾素的分泌受交感神经、压力感受器和体内钠量的调节。肾小球旁器具有 α、$β_2$ 肾小腺
素能受体。交感神经兴奋,末梢释放儿茶酚胺,通过 $β_2$ 受体,激活腺苷酸环化酶,产生
cAMP,促使肾素分泌。肾小球旁器本身具有压力感受器,可感受肾小球小动脉内压力和血
容量的变化;当全身有效循环血量减少,肾内灌注压降低,入球小动脉压力下降,则可刺激
肾小球旁器的压力感受器,促使肾素分泌。致密斑则为肾内钠感受器,体钠量减少时,流经
致密斑的钠通量减少,亦可刺激肾素分泌。关于致密斑钠通量对肾素分泌的影响,有不同
看法,有人认为决定肾素分泌不是致密斑钠通量,而是通过致密斑进入细胞内的钠量,如速

尿,可抑制肾小管对钠的重吸收,流经致密斑的钠通量增加,但速尿可抑制钠进入细胞内,使细胞内钠量减少,促进肾素分泌。此外,肾素分泌尚可受血管紧张素、醛固酮和抗利尿激素水平的反馈调节。高血钙、高血镁、低血钾等亦可刺激肾素的分泌。

缓激肽释放酶-激肽系统:缓激肽是多肽类组织激素。它是由激肽释放酶作用于血浆 α_2 球蛋白(激肽原)而生成。激肽释放酶90%来自近端小管细胞。肾脏中亦存在激肽酶,可使激肽失活,因此,激肽是一种起局部作用的组织激素。其主要作用是:①对抗血管紧张素及交感神经兴奋所引起的血管收缩,使小动脉扩张。②抑制抗利尿激素(ADH)对远端肾小管的作用,促进水、钠排泄,从而使血压降低。肾脏激肽释放酶的产生、分泌受细胞外液量、体钠量、醛固酮、肾血流量等因素调节,其中醛固酮最为主要,它可促进激肽分泌,低血钾可抑制醛固酮分泌,而减少激肽释放酶,高血钾则反之。

前列腺素:前列腺素(PG)是由20个碳原子组成的不饱和脂肪酸,称为前列腺烷酸,有一个环戊烷及二条脂肪酸,据其结构的不同,PG 有 A、E、F、H 等多种,肾小球主要产生 $PGF_{1\alpha}$、PGE_2。肾内 PG,主要起局部作用。PG 最终经肺、肝、肾皮质内 PG 分解酶(15 羟脱氢酶)灭活。PG 合成是由 PG 前体即花生四烯酸(在肾间质细胞内脂肪颗粒中),在 PG 合成酶作用下生成 PG。PG 经环氧化酶及血栓素 A_2 合成催化下可转变成 TXA_2。PG 具有很强的扩血管效应,对血压和体液调节起重要作用,亦可刺激环磷酸腺苷的形成,对抗 ADH,引起利钠排水,使动脉压下降,但各种 PG 的生理效应有一定差异;PGF_2 对血管舒张及利尿作用最强,PGA_2 与 PGE_2 相似,$PGF_{1\alpha}$ 具缩血管作用,PGI_2(又称前列腺环素)与 TXA_2 是相互对抗的物质。肾内 PG 分泌受许多因素影响,缓激肽可直接刺激肾髓质乳头间质胺、血管紧张素亦可促进 PG 分泌。PG 因具利钠排水、扩血管作用,在肾脏降压机制中占有关键性地位。临床上已有应用 PGA_2、PGE_2 治疗顽固性高血压、肾脏许多疾病如溶血性尿毒症综合征、肾功能衰竭、肾病综合征等,与肾内激肽-前列腺素系统失调有关。

促红细胞生成素(erythropoietin, EPO)是一种调节红细胞生成的多肽类激素,分子质量60 000 左右,90%由肾脏产生,约 10% 在肝、脾等产生。肾脏毛细血管丛、肾小球旁器、肾皮质、髓质均能产生促红细胞因子作用于促红细胞生成素原的产物,它是一种糖蛋白、定向与红系祖细胞的特殊受体相结合,加速骨髓幼红细胞成熟、释放、并促使骨髓网织红细胞进入循环,使红细胞生成增加,目前已通过遗传学工程技术可重组人红细胞生成素(recombinant human erythopoietin, r-hu EPO),其作用与 EPO 相同,可使慢性肾衰贫血逆转。EPO 的合成与分泌主要受组织氧的供求比例来调节,减少氧供或增加组织需氧量,可激活肾脏腺苷酸环化酶,生成 CAMP,使非活性蛋白激酶活化而促进 EPO 的分泌。EPO 可通过反馈机制抑制 EPO 生成,保持机体红细胞维持在正常水平。由于肾脏有 EPO 的生成与调节的双重作用,一旦肾 EPO 分泌功能异常,将导致红细胞生成的异常。

1,25-二羟基维生素 D_3[1,25-$(OH)_2 D_3$]:体内生成或摄入的维生素 D_3 需经肝内 25-羟化酶的催化,形成 25-$(OH) VD_3$,后者再经肾小管上皮细胞内线粒体中 1-α 羟化酶的作用而形成具有高度生物活性的 1,25-$(OH)_2 D_3$。其主要生理作用:①促进肠道对钙、磷的吸收。1,25-$(OH)_2 D_3$ 可经血液转运至小肠黏膜上皮细胞的胞浆内与受体蛋白结合,进入细胞核,促进 DNA 转录 mRNA,促使细胞合成钙结合蛋白,1 分子钙结合蛋白可结合 4 分子钙离子,促进钙离子浓集、转运。磷在肠道的吸收是沿肠黏膜对 Ca^{2+} 运转后所形成的电化学梯度进行弥散的。②促进骨中钙、磷吸收及骨盐沉积。1,25-$(OH)_2 D_3$ 可促进破骨细胞的活动,增强甲状旁腺素对破骨细胞敏感性,促进骨溶解,钙从老骨中游离出;它又可促进软骨细胞的成熟与钙化,形成浓集钙质颗粒软骨细胞,促进新骨的钙化,使骨质不断更新。1,25-$(OH)_2D_3$受血钙、血磷的调节,并受甲状旁腺素和降钙素的控制。低血钙、低血磷可促进 1,25-$(OH)_2D_3$生成,反之则减少。甲状旁腺素可激活肾脏 1-α 羟化酶,促进 1,25-$(OH)_2D_3$生成,降钙素则抑制 1-羟化酶,使 1,25-$(OH)_2D_3$成减少。当血钙降低,甲状旁腺素分泌增加。1-羟化酶活性增强,促进 1,25-$(OH)_2D_3$生成,使血钙升高;反之则血钙降低,从而维持了血钙相对恒定。1,25-$(OH)_2D_3$的生成还受自身反馈的调节。许多疾病可影响 1,25-$(OH)_2D_3$生成,如慢性肾脏疾病,因肾器质性损害,1-羟化酶生成障碍,使得 1,25-$(OH)_2D_3$生成减少,可诱发肾性佝偻病、骨营养不良及骨质疏松症。

此外,胃泌素、胰岛素、甲状旁腺素均经肾脏灭活,肾功不全,胃泌素灭活减少,胃泌素升高,可诱发消化性溃疡。

（2）急性肾功能衰竭

1）概念:急性肾功能衰竭(acute renal failure, ARF)是肾脏本身或肾外原因引起肾脏泌尿功能急剧降低,以致机体内环境出现严重紊乱的临床综合征。主要表现为少尿或无尿、氮质血症、高钾血症和代谢酸中毒。

2）病因:

A.急性肾功能衰竭的分类:根据病因学,ARF 可分为肾前性(prerenal)、肾性(intrarenal)和肾后性(postrenal)三大类。

肾前性急性肾功能衰竭:在有效循环血量不足的情况下,肾血流减少,由于血液重新分布,肾血流更趋减少,致使肾小球的滤过率明显降低,从而发生急性肾功能衰竭。常见于大失血或失血性休克、充血性心力衰竭、心源性休克时心输出量突然减少等情况。

肾性急性肾功能衰竭:肾脏本身器质性病变引起急性肾功能衰竭,最常见的是由中毒或缺血性损伤引起的急性肾小管坏死,约占肾性急性肾功能衰竭的 80%,其次是急性肾小球肾炎。

肾后性急性肾功能衰竭:最常见的如结石引起尿路急性梗阻、磺胺药物结晶堵塞尿路、肿瘤损害、老人前列腺肥大压迫膀胱出口。

B.急性肾功能衰竭的病因:引起急性肾小管坏死的病因多种多样,可概括为三大类。

肾中毒:对肾脏有毒性的物质,如药物中的磺胺、四氯化碳、汞剂、铋剂、二氯磺胺;抗生素中的多黏菌素,万古霉素、卡那霉素、庆大霉素、先锋霉素Ⅰ、先锋霉素Ⅱ、新霉素、两性霉素 B 以及碘造影剂、甲氧氟烷麻醉剂等;生物毒素如蛇毒、蜂毒、鱼蕈、斑蝥素等,都可在一定条件下引起急性肾小管坏死。

肾缺血:严重的肾缺血如重度外伤、大面积烧伤、大手术、大量失血、产科大出血、重症感染、败血症、脱水和电解质平衡失调,特别是合并休克者,均易导致急性肾小管坏死。

血管内溶血(如黑尿热、伯氨喹所致溶血、蚕豆病、血型不合的输血、氧化砷中毒等)释放出来的血红蛋白,以及肌肉大量创伤(如挤压伤、肌肉炎症)时的肌红蛋白,通过肾脏排泄,可损害肾小管而引起急性肾小管坏死。

3）诊断:手术、创伤、休克、出血等病因的基础上发生少尿与无尿是诊断急性肾功能衰竭的线索。若每小时尿量低于 17ml 或 24h 内尿量少于 400ml;或低血压经抗休克治疗,补足血容量达 3h 以上,尿量仍在每小时 17ml 以下,甚至 24h 内尿量少于 100ml,均可以认为已出现急性肾功能衰竭,应立即进一步检查,进行鉴别,明确诊断。

而 ARF 动物模型的制备及其实验治疗学研究,是开展临床治疗学研究的前提和基础。

目前对于急性肾功能衰竭模型的建立方法有很多,各种方法其稳定性,成功率,适宜实验等方面都不尽相同。

3. 急性肾功能衰竭时肾组织病理特点 急性肾功能衰竭由于病因及病情程度不同,其病理表现亦有差异。一般情况下,肾脏外形肿大,水肿;皮质肿胀,色苍白;髓质色深、充血,有时伴小出血点。病理组织学检查大致分为以下 3 型:

(1) 缺血型:在休克、创伤所致肾衰早期,肾小球多无改变,近曲小管有空泡变性,小管上皮细胞纤毛脱落,重者可出现肾小管细胞坏死,坏死区周围有炎性细胞浸润,远曲小管及集合管管腔扩张,管腔中有管型。

(2) 肾毒型:近曲小管上皮细胞呈融合样坏死,坏死细胞和渗出物充满管腔,损害严重则小管破裂。远曲小管也可受累,出现坏死和退行性改变。肾间质有不同程度水肿,并有炎性细胞浸润。肾小球保持完整。

(3) 急性间质性炎症型:肾脏一般增大,肾间质水肿明显,有细胞浸润及胶原纤维增生。肾小球正常,肾脏可恢复正常或残留间质纤维化。

急性肾功能衰竭发生于老年人或有肾脏疾病者,其病理变化可不典型。此外,病情轻重及临床治疗措施对肾脏的病理变化也有影响。经治疗后病情好转,轻者病变可基本消失;重症者受累组织不能修复,呈间质纤维化,形成瘢痕,所属肾小球也逐渐萎缩,呈玻璃样变,以致造成不同程度的持久肾功能损害。

4. 急性肾功能衰竭患者实验室检查 为明确诊断和指导治疗疾病,除对患者进行详细系统的追寻病史和细致的、全面的体格检查外,还应做必要的实验室检查和辅助检查。

(1) 尿常规检查:可帮助鉴别由何种根底疾病引发急性肾衰,特别是由哪种肾实质疾病引起。如急性肾小管坏死患者多数有活动性的尿沉渣表现,伴见肾小管上皮细胞、细胞碎片、肾小管细胞管型或颗粒管型;肾前性、肾后性急性肾衰尿沉渣多正常或基本正常;肾小球肾炎或微细血管炎则有红细胞和红细胞管型;急性间质性肾炎有白细胞,偶有白细胞管型;急性高尿酸血症肾损害则尿中可有尿酸结晶。

(2) 尿生化分析:可估计急性肾小管坏死的肾小管功能。包括如下指标:①尿浓缩能力测定:尿比重在肾前性氮质血症>1.020,而急性肾小管坏死<1.010,尿渗透压(mOsm)、尿渗透压/血浆渗透压、自由水清除率(ml/min),肾前性氮质血症分别为>500、>1.3、<−20;急性肾小管坏死分别是<350、<1.1、>−11。②肾衰指数(RFI)和滤过钠排泄分数(FeNa)计算公式分别为尿钠/(尿肌酐/血肌酐)和(尿钠/血钠)/(尿肌酐/血肌酐)×100%。上两式中尿钠与血钠单位是 mmol/L,尿肌酐和血肌酐的单位是 mg/dl,尿钠、尿肌酐是任何一次标本的测定值,血钠和血肌酐是与尿标本同时采集的血标本测定值。滤过钠排泄分数的定义为肾小球滤出的钠,经肾小管重吸收后,由肾排出的百分率。习惯上常用肾功能衰竭指数代之。急性肾小管坏死者,FeNa>1%,RFI>1。值得注意的是,若已用过利尿剂如速尿或甘露醇,或有糖尿病等情况,引起渗透性利尿,则可使肾前性氮质血症的尿指标类似急性肾小管坏死,故在用利尿药前,应先导尿留标本作尿指标测定。

尿肌酐/血肌酐的比值反映出肾小管重吸收从肾小球滤出水分的能力。因肌酐不被肾小管重吸收,因此尿肌酐浓度愈低,则肾小管重吸收水的能力愈差。肾前性氮质血症其比值>40,而急性肾小管坏死则<20。这对于鉴别诊断是比较可靠的指标。

尿钠浓度可作为估计肾小管坏死程度的指标。急性肾小管坏死时,尿钠浓度常>40mmol/L;肾前性氮质血症者,尿钠浓度常<20mmol/L,若尿钠在 20~40mmol/L 之间,则

表明病情正由肾前性氮质血症向急性肾衰发展。在烧伤、循环衰竭、肝功能衰竭者,即使是急性肾小管坏死,尿钠浓度亦可较低。

(3) 肾影像学检查:包括:①腹部平片,固缩肾提示原有慢性肾脏病;肾增大提示梗阻、炎症或浸润性病变;主动脉或肾动脉广泛地发现钙化,或在肾体积上和形态上明显不对称,多为肾血管疾病。少尿或无尿患者,已历时数周,在 X 线平片上发现肾皮质有许多点状钙化点,提示肾皮质坏死。②超声波显像,如皮质变薄或水肿提示慢性肾实质性疾病或急性炎症。梗阻 24~36h,超声显像看到无回声的增大的肾盂和肾盏。③逆行性和下行性肾盂造影,能提供最可靠的有否梗阻的证据。逆行性肾盂造影可导致较多的并发症,如输尿管创伤、出血和尿路感染,故应严格掌握适应证。④ 核素检查,可用于测定肾血流量、肾小管功能等,以鉴别肾移植中的急性排异(肾血流量减少)和急性肾小管坏死(肾血流量减少不明显)、急性输尿管梗阻、肾血管疾病和间质性肾炎。⑤CT 及其他,CT 可提供可靠的影像学诊断,如肾是否对称、肾的大小、形状和有否肾盂积液。磁共振亦可选用。

(4) 肾活检:在确诊急性肾小管坏死而有可疑时,可做肾活检。其适应证有:①无明确致病原因(肾缺血或肾毒素)的患者;②临床表现不典型,如有严重的蛋白尿和/或血尿,或有严重高血压等;③无尿或少尿超过 4 周;④有肾外临床表现,有可能是继发肾小球疾病,如风湿性疾病所致肾损害;⑤未能排除急性间质性肾炎。

5. 治疗原则

(1) 少尿期的治疗:①早期可试用血管扩张药物如罂粟碱,如无效,可用速尿。②保持液体平衡,一般采用"量出为入"的原则,每日进水量为一天液体总排出量加 500ml。③饮食与营养。④注意钾平衡。⑤纠正酸中毒。⑥积极控制感染。⑦血液净化疗法。

(2) 多尿期的治疗:前 1~2 天仍按少尿期的治疗原则处理。尿量明显增多后要特别注意水及电解质的监测,尤其是钾的平衡。尿量过多可适当补给葡萄糖、林格液、用量为尿量的 1/3~2/3,并给予足够的热量及维生素,适当增加蛋白质,以促进康复。

(3) 恢复期的治疗:除继续病因治疗外,一般无需特殊治疗,注意营养,避免使用损害肾脏的药物。

6. ARF 急性肾功能衰竭预后相关因素　　ARF 其病因多种多样,死亡率相当高,研究发现 ARF 的预后与年龄、病因、临床类型、治疗方式等因素有关。

(1) 年龄:近年来,老年 ARF 患者有所增加,研究报道,年龄与 ARF 生存率有显著相关性,与 ARF 的预后呈负相关,且肾实质性 ARF 所占比例最大,其次为肾前性。

(2) 肾前性 ARF 死亡率明显高于肾实质性及肾后性 ARF。肾前性 ARF 多发于高龄患者,有严重基础疾病,导致死亡率高。肾实质性 ARF 患者,多因肾脏疾病症状及时就诊,肾穿刺活检后针对病理类型治疗,可及时纠正 ARF。肾后性 ARF 及时解除梗阻,肾功能可完全或部分缓解。因此 ARF 治疗关键是积极寻找并去除诱因。

(3) 少尿型 ARF 多发于肾灌注不足、肾小球小管病变严重患者,预后差;非少尿型 ARF 者肾脏病变较轻、肾小球小管病变轻,故预后较好。

及时发现 ARF,消除诱因,纠正可逆性因素以及尽早明确病理类型,早期采取正规治疗,是减少 ARF 病死率的关键。行肾活检,尽早明确病因是指导治疗和改善预后的关键。

(二) 肾功能衰竭临床典型病历分析与讨论

【临床病例 1】

患者,女性,11 岁。因全身水肿 4 天,尿闭 2 天,于 12 月 26 日下午入院。患儿于 20 天前突发全身红疹,瘙痒,未经治疗 1 周自愈。12 月 22 日起,全身水肿,经某医院诊断为急性肾功能衰竭而住院。住院后,持续性头痛 3 天,食欲减退,未进饮食,阵发性脐周痛,呕吐频繁,连续两天未解小便,经用甘露醇、利尿合剂治疗无效。查体:急性重病容,神志清楚,精神欠佳,皮肤未见出血点,双眼睑及下肢轻度凹陷性水肿,巩膜未见黄染,瞳孔等圆等大,无鼻翼煽动与唇发绀。肺部听诊无异常,心率 64 次/分,音较低钝,律齐,无杂音。腹软,无压痛反跳痛,肝脾未扪及,肠鸣音正常。血压 17.33/12kPa (130/90mmHg)。尿检:蛋白(++),白细胞(+),红细胞(++),管型 0~3。

诊断:急性肾炎;急性肾功能衰竭。给予抗感染、利尿、降压、能量合剂、配合中医治疗。自此小便日达 500~1000ml,进食不再呕吐,腹胀减轻,浮肿稍减。除有多涎外,余症皆除。急性肾功能衰竭已愈。

讨论:

(1) 本病例引起肾功能衰竭的原因?

(2) 引起尿蛋白、白细胞、红细胞、管型的原因?

(3) 非蛋白氮为什么升高?

(4) 肾功能衰竭发生的机制?

【临床病例 2】

患者,女性,63 岁。感冒后输液先锋 V 5.0g/d 以及丁氨卡那霉素 0.4g/d,共 3 天。于第 4 天出现乏力、恶心、呕吐、少尿 100~200ml/d,水肿,气喘,入院,化验血肌肝 218μmol/L,尿素氮 24mmol/L,尿蛋白(+)。入院后主要给予补液、利尿、口服强的松 40mg/d,并配合中药浴等疗法,于入院后第 3 天尿量增加至 600ml/d,肌肝、尿素氮逐渐下降,1 周后,肾功能恢复正常,尿量恢复正常,症状消失。再 1 周,停止药浴治疗,强的松口服,1 个月后减量,3 个月后撤掉,分别与半年、一年后复查,肾功能、尿检均正常。

讨论:

(1) 本病例引起肾功能衰竭的原因是什么?

(2) 患者少尿的原因是什么?

(3) 血肌肝、尿素氮为什么升高是什么?

(4) 肾功能衰竭发生的机制是什么?

【临床病例 3】

患者,男性,32 岁,因车祸致使右腿发生严重挤压伤而急诊入院。体格检查:患者神智清楚表情淡漠,血压 65/40mmHg,脉搏 106 次/分,呼吸 25 次/分,伤腿发冷,发绀,从腹股沟以下开始向远端肿胀。膀胱导尿导出 250ml。入院急查血清 K^+ 5.4mmol/L。

立即静脉补液和甘露醇治疗,血压升至 110/70mmHg,外周循环改善,但仍无尿。再查血清 K^+ 8.6mmol/L。决定立即行截肢手术。入院 72h,患者排尿总量为 250ml,呈酱油色,内含肌红蛋白。在以后的 20 天内患者完全无尿,持续使用腹膜透析。因透析而继发腹膜炎,右下肢残余部分发生坏死。入院第 21 天,测 BUN 17.9mmol/L,血清肌酐 389μmol/L,血清 K^+ 6.7mmol/L,pH 7.19,$PaCO_2$ 30mmHg,HCO_3^- 10.5mmol/L。尿中有蛋白和颗粒、细胞管型。虽经多方治疗,患者一直少尿无尿,于入院第 36 天死亡。

讨论:

(1) 该患者急诊入院体查时有何异常发现?

(2) 急性肾功能衰竭的常见原因有哪些? 本病例的原因是什么? 患者发生了何种类型的急性肾衰?

(3) 该患者发生急性肾功能衰竭的主要机制有哪些?

(4) 肾功能衰竭发生的机制是什么?

(三) $HgCl_2$ 所致家兔急性肾功能衰竭模型复制、观察分析及治疗

1. 实验对象　体重 2.0kg 左右的健康家兔,雌雄不限。

2. 实验器材和药品　BL-420 微机化实验教学系统,全自动血气分析仪,保护电极,受滴器,哺乳动物手术台和手术器械,动脉插管和输尿管插管(或用硬质塑料管),注射器(2ml、20ml)及针头,培养皿,酒精灯,试管架,试管夹,生理盐水,20% 氨基甲酸乙酯,20% 葡萄糖注射液,0.5% 肝素生理盐水溶液,离心机,生化仪,水浴锅,注射器(5ml),离心管,试管,试管夹,动物实验台,1% 普鲁卡因,乙醇,棉签,生理盐水,蒸馏水,甘油。

3. 肾功能衰竭模型复制方法

(1) 急性肾功能衰竭模型

家兔急性中毒性的制备:实验分为两组家兔,一组为正常对照组,一组为肾中毒实验组。于实验前 1 天,家兔称重后,按剂量 1.2ml/kg,皮下或肌内注射一次 1% 氯化汞($HgCl_2$)溶液,造成急性中毒性肾小管坏死病理模型。对照组家兔则在相同部位注射同量的生理盐水。

注意:①此步骤由实验技术人员在实验课前 1 天完成操作,但同学须掌握复制模型方法。②实验课时,学生各分组中,有一组用对照组动物进行实验,其结果应提供其他小组使用以便来进行对照分析;对照组的分组学生也可使用其他任何一组的模型动物来源的实验资料进行分析。③实验动物耳部记录有该动物的体重,各组可用以作记录体重的依据。

(2) 颈动脉插管术与血液标本的采集

1) 取正常或中毒家兔在记录体重后,以 20% 乌拉坦溶液(5ml/kg)自耳缘静脉缓慢注射全麻,背位固定于家兔手术台。

2) 剪去家兔颈部、下腹正中的兔毛。

3) 在甲状软骨水平下纵行方向做颈部正中切口,长约 4cm,逐层钝性分离,暴露喉结以下气管软骨环后,再向两侧分离,并在胸锁乳突肌内侧下方分离出一侧颈总动脉,长度约 2.5~3.0cm,家兔肝素化(0.5% 肝素溶液,2ml/kg)后行颈总动脉插管。

4) 血气分析:打开颈总动脉插管处的三通,弃去最先流出的 2~3 滴血液后,用毛细玻

管或注射器采集动脉血,用 Nova 血气分析仪进行血气分析。

5)再经动脉插管取正常或中毒家兔血 2~3ml,静置 15~20min,待其凝固后,离心 3000r/mim,5~10min,分离血清。用滴管将血清吸出,分别移入干燥的小试管中备用。

所制备的血清用来测定血清尿素氮,方法见附录部分的介绍。

(3)取尿液样品和输尿管插管术

1)在耻骨联合上 1.5cm 处作正中切口,长约 4cm。分离皮下组织,沿腹白线切开腹膜,暴露出膀胱。用注射器吸出膀胱内全部尿液置于试管(10ml 的尖底离心管)中备用。

此尿液样用来进行尿蛋白定性的检测和尿沉渣镜检,方法见本章附录。

2)输尿管插管术:将膀胱向前下方翻向体外,在膀胱底部找到并分离两侧输尿管,在输尿管靠近膀胱处先用结扎线结扎,略等片刻,待输尿管充盈后用眼科剪剪开一小口,向肾脏方向插入细塑料管,结扎固定插管,以备收集尿液。

(4)酚红排泄试验:从兔耳缘静脉准确快速注入 0.6% 酚红溶液(1ml/只),并开始计时,然后从耳缘静脉缓慢输注 50% 葡萄糖液 20ml,使导致利尿作用。此后收集 60min 尿液,进行 PSP 测定,具体测定方法见本章的检测方法介绍。

注意:如因总实验时间的限制,可以统一用收集 30min 的尿液用以估计实验动物酚红排泄的情况。

(5)肾脏的形态观察:实验结束后,用经耳缘静脉注射 5~10ml 空气的方法,将对照和实验性肾功能衰竭家兔处死,取出肾脏,称肾脏的重量,测定肾与体重的比值(肾体比,体重指去肠道后的体重)。

观察肾中毒家兔肾脏的体积大小,表面色泽;在矢状方向横剖切开肾为两半后,观察皮质条纹及色泽;后再度合拢两半肾后,观察切口能否完全对合,并且病肾与正常肾脏作比较。

(6)将实验结果填写在表 9-1 和表 9-2 中。

表 9-1 急性肾功能衰竭实验指标的测定记录表

实验项目		实验组	对照组
尿液检查	尿蛋白检查		
	尿液镜检		
PSP 实验	60min 尿量(ml)		
	60min 酚红排泄率(%)		
血清 K$^+$ 浓度(mmol/L)			
血清尿素氮测定(mg%)			
肾脏形态			

表 9-2 对照组、实验组家兔血气分析结果表

实验分组	pH	PaCO$_2$(mmHg)	HCO$_3^-$(mmol/L)	BE(mmol/L)	PaO$_2$(mmHg)
对照组					
实验组					

4. 其他肾功能衰竭模型的复制方法

（1）甘油所致的急性肾功能衰竭模型：实验动物以大鼠为例，以50%甘油溶液10ml/kg分别在大鼠两侧后肢肌内注射，48h内可复制出血红蛋白尿性急性肾衰模型。

（2）急性缺血性急性肾功能衰竭模型：①动物的一侧肾动脉夹闭60min，另一侧肾脏切除。②动物的两侧肾动脉夹闭60min。

（3）油酸所致急性肾功能衰竭模型：动物的一侧肾动脉注射油酸，于10min、6h及24h观察肾微血管超微结构。观测指标：血肌酐（Scr）、尿素氮（BUN）等。模型复制成功标准：肾脏出现病理改变，肾小管变性、坏死及透明管型；血肌酐>707μmol/L。

思考题

（1）根据实验结果，分析升汞引起急性肾功能衰竭的机制。

（2）依据血气分析结果，讨论引起机能代谢发生了哪些变化？为什么？

（3）对照组和实验组家兔血清K$^+$浓度有何差别？为什么？

（4）结合本实验结果，分析产生蛋白尿、管型尿的机理。

（5）引起急性肾功能衰竭发生的常见原因有哪些？如何分类？

（6）急性肾功能衰竭患者进入多尿期，尽管尿量已有明显增多，但可存在氮质血症，其机制是什么？

三、常用检测指标的测定方法介绍

1. 血清尿素氮测定

（1）原理：血液和尿中的尿素在强酸条件下与二乙酰-肟（diacetylmonoxim）和硫氨尿（thio-semicarbazixe）共煮，生成红色复合物。颜色深浅与尿素氮含量成正比关系。

（2）操作方法：按表9-3所示，分别在空白管、标准管、测定管A和测定管A~C按顺序加入各种试剂，混匀，然后置沸水锅中准确计时煮沸10min，置流水中冷3min后比色，用520nm波长比色，以空白管调零。

表9-3　血清尿素氮测定时各管试剂加样顺序表

试剂（ml）	空白管	标准管	对照组A	实验组A	实验组B	实验组C
水	0.5	0.1	0.5	0.5	0.5	0.5
DAM-TSC液	0.5	0.5	0.5	0.5	0.5	0.5
酸混合液	4.0	4.0	4.0	4.0	4.0	4.0
血清管	—	—	0.02	0.02	0.02	0.02
标准应用液Ⅱ	—	0.4	—	—	—	—

（3）血清尿素氮测定的计算公式：

$$血清尿素氮（mg\%）=\frac{测定管光密度（Du）}{标准管光密度（Ds）}×0.002×\frac{100}{0.02}=\frac{Du}{Ds}×10$$

2. 尿蛋白定性检查　取正常或肾中毒家兔的尿液各2~3ml，分别放入试管中，使用试管夹夹住试管，在酒精灯上加热至沸腾（注意试管口不要对着人，小心加热，切勿让试管内尿液溢出）。若有混浊，加入5%醋酸3~5滴，再煮沸。若尿变清，说明原先出现的混浊是因尿内无机盐引起;加酸后若混浊加重,则表示尿中含有蛋白质,根据尿液混浊程度可估计尿蛋白量的多少。

"-"尿液清晰,不显混浊,无明显蛋白尿。

"+"尿液出现轻度、白色的混浊(含蛋白质 0.01~0.05 g%)。

"++"尿液呈稀薄乳样混浊(含蛋白质 0.05~0.2 g%)。

"+++"尿液乳浊,或有少量絮片存在(含蛋白质 0.2~0.5 g%)。

"++++"尿液出现絮状混浊(含蛋白质>0.5 g%)。

3. 尿液镜检

(1)将收集的尿液取出一滴置于玻片中,于显微镜下进行计数,细胞计数至少检查 10 个高倍视野;管型计数至少检查 10 个低倍视野,用最低至最高数报告。如 WBC 2~6/HP;管型 0~3/LP。

(2)亦可取一定量的尿液分别置于两支离心管中,600r/min 离心沉淀 5min,取尿沉渣涂片,先用低倍镜后高倍镜观察,计数 10 个不同视野的管型和细胞的近似平均值,其中管型以低倍视野计数。

4. 酚红排泄试验 将 60min(或 30min)内收集的全部尿液(包括可能在膀胱中最后抽取的尿液),全量置于 500ml 量筒(或刻度烧杯)内,加入 10% 氢氧化钠 5ml,并加水至 500ml,搅拌均匀后从中取出 10ml 溶液置于试管中,与一系列不同酚红浓度的标准管比较,判定由尿排出的酚红的百分比。

按下表配制的酚红标准液,可计算出 1h 内排出酚红的百分率(近似值)。

酚红标准液的配制(表 9-4)。

表 9-4 各种浓度酚红标准液的配制

管号	1	2	3	4	5	6	7	8	9	10
0.001% 酚红(ml)	0.5	1.0	1.5	2.0	2.5	3.0	3.5	4.0	4.5	5.0
0.05% 氢氧化钠(ml)	9.5	9.0	8.5	8.0	7.5	7.0	6.5	6.0	5.5	5.0
标准浓度值(%)	5	10	15	20	25	30	35	40	45	50

5. 试剂的配制方法

血清尿素氮测定用试剂

1)二乙酰-肟-硫氨尿液:称取二乙酰 600mg,硫氨尿 30mg,蒸馏水溶解并加至 100ml。

2)酸混合液:浓磷酸(85%~87%)35ml,浓硫酸 80ml,慢慢滴加于 800ml 水中,冷却后加水至 1000ml。

3)尿素氮标准液的制备:①储存液(1mg 氮/ml):称取分析纯尿素 2.143g,加 0.01mol/L 硫酸溶解,并加至 1000ml,置冰箱内保存。②尿素氮标准应用液 I(0.025mg 氮/ml):吸取尿素氮标准储存液 2.5ml,加 0.01mol/L 硫酸至 100ml。③尿素氮标准应用液 II(0.025mg 氮/ml):吸取尿素氮标准应用液 I 20ml,加 0.01mol/L 硫酸至 100ml。

注意事项

(1)血清、标准液等试剂量应准确加入。

(2)加入标准应用液 II 之后,应不超过 1~2min,立即放入沸水中进行后面的操作。

(3)煮沸及冷却时间应准确,否则颜色反应消退。

（4）正常家兔血清尿素氮 14~20mg%，急性升汞中毒性肾病家兔血清尿素氮约为正常值的 1~2 倍。

参 考 文 献

金惠铭，王建枝.2008.病理生理学.第 7 版.北京：人民卫生出版社.

李晓玫，赵明辉.2001.利福平致急性肾功能衰竭的临床病理特点及其机制初探.中华内科杂志,40(6):370~373.

陆再英、钟南山.2008.内科学.北京：人民卫生出版社.

赵自刚，牛春雨，侯亚利等.2002.急性肾功能衰竭家兔肾皮质局部血流量与球结膜微循环变化的研究.中国微循环，6(3):155~157.

（徐　华　聂黎虹　金少举）

第十章　乳腺癌分子生物学诊断

一、实验目的与要求

（1）了解恶性肿瘤的发生机制。

（2）了解乳腺癌的病因及发病机制。

（3）熟悉乳腺癌分子诊断实验原理。

（4）了解乳腺癌分子靶向治疗在临床上的应用。

二、实 验 内 容

（一）相关知识回顾

乳腺癌是女性最常见的恶性肿瘤之一。全世界每年大约有 130 万人被诊断为乳腺癌，约 40 万人死于该病。在我国，乳腺癌发病率呈逐年上升趋势，北京、上海等大城市乳腺癌的发病率已跃居女性恶性肿瘤首位。

1. 恶性肿瘤发生的机制　对于肿瘤发生的分子机制，起先人们认为是由于感染了某些病毒后由病毒癌基因所致，后来发现在人的正常细胞中本来就存在有癌基因，而且对细胞的正常生长、分化、调节和维持功能起重要作用。细胞中癌基因（又称原癌基因）的异常表达，是肿瘤发生的重要分子机制。近来又发现细胞中还存在有抑制肿瘤发生的抑癌基因，抑癌基因失活导致功能异常，对原癌基因表达失去抑制作用，在肿瘤发生中占有重要地位。此外细胞在增殖过程中由于某种因素而使 DNA 在复制过程中产生碱基错配的基因，由于细胞 DNA 修复功能的丧失而无法得到校正，致使肿瘤发生。随着近代分子生物学理论和实验技术的发展，对肿瘤的发生机制的研究已进入到分子水平，从而建立了分子肿瘤学。分子肿瘤学认为恶性肿瘤是一种涉及基因改变的疾病。肿瘤细胞与正常细胞之间绝非仅有行为的不同，还有基因水平本质的不同。这一理论对肿瘤发生机制的研究，对肿瘤的基因诊断、治疗和预防都起到了巨大的推动作用。恶性肿瘤的发生是一个多阶段逐步演变的过程，大致可分为激发、促进、进展和转移等几个阶段。在癌变多阶段性演变过程中，常积累了一系列基因的突变，可涉及不同染色体上的多种基因的变化，包括癌基因、抑癌基因、损伤修复相关基因、细胞周期调控基因等。如 CD44v6 高表达与甲状腺滤泡癌、乳头状癌的发生密切相关；FMC-7 和 CD23 是淋巴瘤最常见的表达模式；人类胰腺癌细胞中 aFGF 与 bFGF 的出现与进展期肿瘤明显相关；由于细胞癌基因 ABL 发生染色体易位而产生异常基因 BCR-ABL 而发生白血病等。恶性肿瘤实际上是一种基因病，与某种基因的异常表达或某些分子的失调有关，故也是一种分子病。

2. 乳腺癌病因及发病机制　迄今为止，乳腺癌的确切病因尚不完全清楚，但是，大量研究证明有不少因素与乳腺癌的发生密切相关。乳腺是多种内分泌激素的靶器官，如雌激素、孕激素及泌乳激素等,其中雌酮及雌二醇与乳腺癌的发生密切相关。营养过剩、肥胖、脂肪饮食等可加强或延长雌激素对乳腺上皮细胞的刺激,从而增加发病机会。绝经前和绝经后雌激素是刺激发生乳腺癌的明显因素;此外某些乳房良性疾病与乳癌的发生有一定关系。

乳腺癌的发病机制:

(1) 遗传因素:研究发现女性乳腺中有相当一部分患者是由遗传基因的传递所致,即发病年龄越小,遗传倾向越大。

(2) 基因突变:目前对癌基因及其产物与乳腺癌发生和发展的关系已得出结论:有数种癌基因参与乳腺癌的形成。正常细胞第一次引入癌基因不一定发生肿瘤,可能涉及多次才发生癌变。癌基因不仅在启动阶段参与细胞突变,而且在乳腺癌形成后仍起作用。在正常乳腺上皮细胞增生-癌变过程中,可能有不同基因参与。①放射线照射可引起基因损伤,使染色体突变,导致乳腺癌发生。②内分泌激素对乳腺上皮细胞有刺激增生作用,故乳腺癌的发生与内分泌紊乱有直接关系。乳腺中的胆固醇及其氧化产物,即胆固醇环氧化物可诱发乳腺上皮细胞增生,且胆固醇环氧化物本身便是一种致突变、致癌、有细胞毒性的化合物。③外源性激素,如口服避孕药,治疗用雌激素、雄激素等,都可引起体内上述内分泌激素平衡失调,产生相应的效应。④饮食成分和某些代谢产物如脂肪与乳腺癌的发生有一定关系。

(3) 机体免疫功能下降:机体免疫力下降,不能及时清除致癌物质和致癌物诱发的突变细胞,是乳腺癌发生的宿主方面的重要因素之一,随着年龄的增加,机体的免疫功能尤其是细胞免疫功能下降,这是大多数肿瘤包括乳腺癌易发生于中老年的原因之一。

(4) 神经功能状况:乳腺癌患者不少在发病前有过精神创伤,表明高级神经系统过度紧张,可能为致癌剂的诱发突变提供有利条件。

目前研究发现与乳腺癌发生相关的基因有:BRCA1 和 BRCA2 基因、p53 基因、HER2 基因、TGFα、nm23 基因、PⅢNP 等。如 BRCA1 和 BRCA2 被认为是与乳腺癌关系最密切的抑癌基因。

3. 乳腺癌的病理　乳腺癌组织形态较为复杂,类型众多,而且往往在同一块癌组织中,甚至同一张切片内可有两种以上类型同时存在。目前国际、国内的乳癌病理分类,在实际应用中仍未统一。国内乳癌病理分类如下:

(1) 非浸润性癌:指癌瘤最早阶段,病变局限于乳腺导管或腺泡内,未突破基膜时称非浸润癌。

(2) 早期浸润癌:从非浸润性癌到浸润性癌是一逐渐发展的过程。其间经过早期浸润阶段,根据形态的不同,分为两类。

1) 早期浸润性小叶癌:小叶原位癌穿过基膜,向小叶内间质浸润,但尚未浸润至小叶范围之外(图 10-1)。

2) 早期浸润性导管癌:导管内癌少量癌细胞突破导管基膜,向间质浸润,但浸润范围小(图 10-2)。

(3) 浸润性癌:癌组织向间质内广泛浸润,形成各种形态癌组织与间质相混杂的图像。浸润型癌又分为浸润性特殊型癌和浸润性非特殊型癌。浸润性非特殊型癌又根据癌组织和间质比例多寡分为:单纯癌、硬癌、髓样癌。

4. 乳腺癌的临床表现与诊断　乳腺癌早期可无症状,晚期多发生转移。临床表现可分为乳腺局部、区域淋巴结和远处转移的表现。

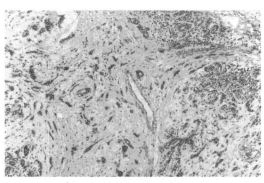

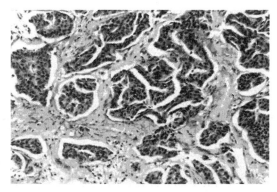

图 10-1　浸润性小叶癌 　　　　　　　　　　　图 10-2　浸润性导管癌

（1）乳腺肿块：是乳腺癌最常见的症状。早期表现是患侧乳房出现无痛、单发的小肿块；肿块质硬，表面不光滑与周围组织分界不很清楚，在乳房内不易被推动，随着肿瘤增大，可引起乳房局部隆起。

（2）局部扩展表现：若累及 Cooper 韧带，可使其缩短，可把乳头牵向癌肿一侧，进而可使乳头扁平、回缩、凹陷；癌块继续增大，如皮下淋巴管被癌细胞堵塞，引起淋巴回流障碍，出现真皮水肿，皮肤呈橘皮样改变。

（3）淋巴转移表现：主要表现为区域淋巴结肿大。

（4）远处转移表现：乳腺癌转移至肺、骨、肝时，可出现相应的症状。

详细采集病史及临床检查后，大多数乳房肿块可得出诊断。无痛性肿块是乳腺癌最常见的首发症状，大多数肿块往往是无意中被发现，而部分患者在发现肿块时已经处于中、晚期。因此，重视乳腺癌的危险因素，定期乳房自查和体检对早期发现乳腺癌有重要意义。

5. 分期　Ⅰ期指原发肿瘤小于等于 2cm 淋巴结无转移；Ⅱ期原发肿瘤大于 2cm 有腋淋巴结转移，淋巴结活动；Ⅲ期原发肿瘤大于 5cm 有腋淋巴结转移，淋巴结固定；Ⅳ期指原发肿瘤期任何大小 锁骨上或锁骨下淋巴结转移、远处转移。

6. 乳腺癌的治疗　近几年，多采用包括外科手术、化学疗法、放射线疗法、内分泌治疗和生物靶向治疗等多学科的综合治疗。传统的肿瘤治疗方法（如化学疗法、放射性疗法及外科手术）虽然取得了一定的疗效，但由于这些治疗手段缺乏靶向性，在治疗过程中会杀死大量的正常组织细胞，从而导致如机体免疫力下降等治疗副作用，所以肿瘤靶向治疗越来越受到学界的重视，目前已经成为肿瘤治疗的研究热点。

7. 基因分子诊断　目前，肿瘤标志物的检测尽管存在着特异性和灵敏性不够高等问题，但为临床医生普查、筛选诊断、决定是否进行特检以及手术治疗，提供了重要依据。近年发现具有临床应用前景的血液乳腺癌细胞相关标志物有：①乳腺珠蛋白；②抑癌基因BRCA1 和 BRCA2；③细胞角蛋白；④MUC1 黏蛋白；⑤maspin 基因；⑥HER2；⑦CD24 与CD44。然而，由于肿瘤细胞本身的异质性，单纯依靠某一种乳腺癌标志物对乳腺癌细胞进行检测难以保证其阳性检出率，通过对各种标志物的组合，实现血液中乳腺癌标志物的联合检测是将来的发展方向。

8. 乳腺癌的分子诊断及靶向治疗相关知识介绍

（1）肿瘤的分子诊断：分子诊断在肿瘤的易感性预测、病因检测、无症状患者筛检和疾病分期及预后判断等方面均展示了较广阔的应用前景。在癌变多阶段性演变过程中，常积累了一系列基因的突变，可涉及不同染色体上多种基因的变化，因此肿瘤分子诊断的研究重点仍然是除了肿瘤易感基因的检测之外,包括:癌基因、抑癌基因、损伤修复相关基因和细胞周期调控基因检测研究。肿瘤的发生发展是多因素相互协同的结果,而基因水平的异常是其中关键的原因,分子诊断的途径有:①染色体不稳定分析;②染色体微卫星异常分析;③端粒酶活性的检测;④肿瘤易感基因的检测;⑤肿瘤相关基因扩增、过表达、突变、缺失的检测;⑥肿瘤相关基因蛋白质水平的检测;⑦表观遗传修饰的检测;⑧肿瘤基因表达图谱等。当然,在现阶段甚至将来,肿瘤分子诊断并不能完全取代目前所用的实验诊断方法。首先,绝大多数肿瘤不具遗传性,因为在绝大多数肿瘤中尚未发现肿瘤特异的基因突变。其次,与肿瘤相关的癌基因或抑癌基因的变异是后天获得的,基因组改变常常只局限于肿瘤细胞基因组,其他组织细胞甚至癌旁组织细胞基因组 DNA 没有相应的变异。因此,不仅要开展肿瘤组织细胞的基因检测,而且要开展外周血或其他组织细胞的各种分子水平的检测研究。寻找特异性强的肿瘤分子标志物和灵敏度高的早期诊断方法是目前临床亟待解决的问题。

(2) 肿瘤分子靶向治疗:所谓肿瘤分子靶向治疗,是在细胞分子水平上,针对已经明确的致癌位点(该位点可以是肿瘤细胞内部的一个蛋白分子,也可以是一个基因片段),来设计相应的治疗药物,药物进入体内以后只会特异性地选择与这些致癌位点相结合并发生作用,导致肿瘤细胞特异性死亡,而肿瘤周围的正常组织细胞不受影响。随着近年来分子生物学技术的不断发展,肿瘤分子靶向治疗技术也有了长足的进步。该领域主要包括具有靶向性的针对某些特定细胞标志物的单克隆抗体、表皮生长因子受体阻断剂、针对某些癌基因和癌的细胞遗传学标志的药物、抗肿瘤血管生成的药物、抗肿瘤疫苗、基因治疗等。现就单克隆抗体在乳腺癌的治疗中的应用介绍如下。

肿瘤靶向治疗的基本要求是药物在肿瘤部位有相对较高的浓度,能存留较长时间,对肿瘤细胞具有较强的杀伤活性。靶向治疗药物须兼有体内分布的特异性与对靶细胞作用的特异性。由于单克隆抗体是由单个细胞增殖形成的细胞群所产生的抗体,是针对单一抗原决定簇的,因而具有很强的专一性。对相应的抗原具有高度特异性,所以可以针对特定的分子靶点,制备与之特异性结合的单克隆抗体。单克隆抗体之所以能成为新一代靶向载体,是因为其体积小,能更有效地透入肿瘤;其分子小、消除快、累积毒性小;所携带的弹头脱离后,可较快被清除;循环中免疫靶向结合物对靶细胞的竞争作用小;半衰期短;穿透性好;能穿过血-脑屏障,因而使用单抗耦联物能更好地达到治疗目的。单抗靶向药物是利用单抗对肿瘤表面相关抗原或特定的受体特异性识别,从而把药物直接导向肿瘤细胞,提高药物的疗效,降低药物对循环系统及其他部位的毒性。

(3) HER2 与乳腺癌:HER2 是一个与乳腺癌预后密切相关的生物学指标,同时它又可预测肿瘤对某些药物治疗的敏感性,更重要的是 HER2 在乳腺癌发病机制中起着重要作用,它的存在促进了乳腺癌细胞的生长。HER2 是人表皮生长因子受体-2 的缩写,机体一些正常细胞的表面就有 HER2 的表达。正常细胞内,HER2 蛋白将生长信号从细胞外发送至细胞内。这些信号告诉细胞进行生长和分裂。在研究细胞突变时,有学者发现表皮因子样的配体是双价分子,具有两个结合位点。它们的类似香蕉样结构在氨基端表现为高亲和性并具较窄的特异性,可连接到 HER1、HER3 和 HER4 上,羧基端表现为低亲和性连接到 HER2 上,HER2 就成为较广特异性共受体,可以被很多生长因子激发而扩增信号。复杂的信号网络控制了细胞的生长分化和存活。若能把 HER2 的信号功能敲除,就能削弱或减少恶性肿瘤细胞的生长。基于以上的认识,科学家终于成功地进行了 HER2 单克隆抗体的制备,并在实验室检测了单克隆抗体的生物活性。此后,在裸鼠移植瘤模型中发现 HER2 单克隆抗体确实可抑制肿瘤的生长。人体研究表明 HER2 阳性患者与阴性患者相比,其肿瘤的侵袭性增加,出现阳性淋巴结、早期转移和死亡的危险性均增加。同时该基因扩增或其产物过表达与预后不良直接相关,故现已作为临床判断乳腺癌预后的一个指标。

同时,针对 HER2 阳性与乳腺癌的密切相关性,第一个针对 HER2 基因的靶向治疗药物——曲妥珠单抗,已经问世并在临床肿瘤的分子靶向治疗中得到广泛的应用。曲妥珠单抗,是一种人源化抗体,能特异性地与基因 HER2 所表达的蛋白受体在肿瘤细胞膜外结合,从而阻断肿瘤细胞的信息传播通道,达到治疗恶性肿瘤的目的。多年来的临床经验证实,综合传统治疗的曲妥珠单抗对 HER2 基因阳性的乳腺癌患者临床有效率可达 50%,其疗效大大高于传统的化疗,同时有效避免了化疗所带来的细胞毒副作用,明显提高了乳腺癌患者的生存率,降低了复发转移的风险。分子靶向治疗的使用是有严格条件的,它所针对的是特定的靶子。拿曲妥珠单抗来说,在使用前首先要确定乳腺癌患者体内有没有 HER2 基因表达的蛋白受体,否则对 HER2 基因呈阴性反应的患者,盲目使用只会事倍功半。因此,在乳腺癌患者的前期手术治疗过程中,应常规检测 HER2 基因的表达情况,以便为将来的分子靶向治疗创造有利条件。

(二) 临床典型乳腺癌病例分析与讨论

【临床病例 1】

女性,47 岁,乳腺癌ⅡB 期,外院手术,HER2+++,术后常规放化疗,术后 10 个月复查时,彩超、CT 均发现单发肝脏病灶直径 2cm,经粗针穿刺证实为转移。行赫赛汀(曲妥珠单抗)联合单药化疗 3 个周期,转移灶消失。

讨论:

(1) 检测 HER2 基因有什么临床意义?

(2) 曲妥珠单抗治疗的依据是什么?

【临床病例 2】

女性,54 岁,乳腺癌ⅡB 期,外院手术,HER2+++,术后常规放化疗,术后 4 年出现脑转移、多发肺、骨转移。给予赫赛汀(曲妥珠单抗)联合化疗。脑转移灶行放射治疗。治疗 3 个周期后 CT 重新评估,肺内大的转移灶明显缩小,微小转移灶消失。肿瘤标志物 CA-153 从 97.8ng/ml 降至 29.5ng/ml。患者一般状态明显改善,生活质量明显提高,现患者仍在治疗中。

讨论:

(1) HER2 基因与乳腺癌有什么关系?

(2) 分子靶向治疗有什么优点?

(三) 临床乳腺癌患者 HER2 基因扩增检测实验(图 10-3、图 10-4)

1. 实验材料 乳腺癌手术切除标本(标本经 10% 中性甲醛固定,常规石蜡包埋,4μm 切片)、HER2 FISH 检测试剂盒、二甲苯、乙醇、亚硫酸钠、蛋白酶、HCl、丙酮、甲酰胺、柠檬酸缓冲液、DAPI 染料。

2. 实验仪器　荧光显微镜。

3. 实验方法　荧光原位杂交(fluorescence in situ hybridization,FISH)用荧光染料或抗原、半抗原标记的 DNA 或 RNA 探针与细胞中的 DNA 或 RNA 杂交,洗脱未结合的探针后,在荧光显微镜下对杂交信号的大小、数目、定位和分布等进行分析,在产前诊断、肿瘤遗传学等领域应用广泛。

4. 实验步骤

(1) 切片常规二甲苯脱蜡、梯度乙醇水化,酸性亚硫酸钠处理,蛋白酶消化,HCl 浸泡,梯度乙醇脱水,丙酮固定,56℃烤片 5min。

(2) 加 10μl 探针工作液于组织切片上,73℃变性 5min 后于原位杂交仪中杂交,42℃湿盒杂交过夜 16h。

(3) 50%甲酰胺、柠檬酸缓冲液、0.1% NP-40 和 70% 乙醇漂洗,暗处自然干燥玻片,DAPI 复染,封片。暗处放置 20min 后在荧光显微镜下观察。

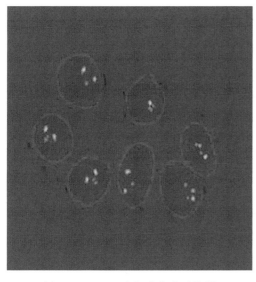 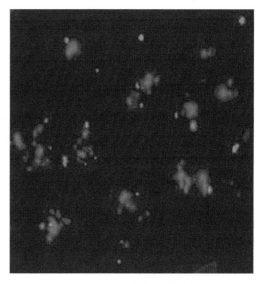

图 10-3　HER2 在细胞核中无扩增　　　　图 10-4　HER2 在细胞核中扩增

思考题

(1) 为什么将 HER2 作为临床判断乳腺癌预后的一个指标?

(2) 为什么说分子靶向治疗使肿瘤治疗进入了一个全新的时代?

(3) 乳腺癌患者在进行分子靶向治疗前为什么要进行 HER2 基因表达的蛋白受体的临床检测?

参 考 文 献

韩宝惠. 2006. 肿瘤生物免疫靶向治疗. 上海:上海科学技术出版社.

黄文林. 2009. 肿瘤分子靶向治疗. 北京:人民卫生出版社

吕学选. 2008. 分子诊断学——基础与临床. 北京:科学出版社.

詹启敏. 2005. 分子肿瘤学. 北京:人民卫生出版社.

周总光. 2009. 外科学. 北京:高等教育出版社.

(孙玉宁　张　茜)

第十一章 产前诊断

一、实验目的与要求

（1）掌握产前诊断的概念及适用范围。
（2）了解产前诊断的基本方法。
（3）掌握羊水染色体制备的方法及注意事项。

二、实验内容

（一）产前诊断相关基础知识回顾

1. 产前诊断的概念及适用范围　产前诊断又称宫内诊断,指妊娠 5 个月内,利用一定技术对胎儿健康进行检查,以便发现患严重遗传病或先天性疾病的胎儿,并决定是否采用选择性流产,防止患病胎儿出生。产前诊断是一个正迅速发展,技术不断完善的新领域,是围产医学的重要组成部分,对提高人口素质,实行优生优育具有重要意义。

孕妇有下列情况之一者应进行产前诊断:①年龄≥35 岁的高龄孕妇;②有习惯性流产、死胎史;③妊娠早期有胎儿致畸因素接触史;有放射线或化学诱变剂接触史者;妊娠中期有肝炎、腮腺炎、流感、风疹、巨细胞病毒感染者及有弓形虫感染者;孕期曾服用大量抗生素者;④羊水过多;⑤有分娩染色体异常儿史;⑥夫妇之一为染色体平衡易位或嵌合体者;⑦有神经管畸形或肢体畸形儿分娩史;⑧有先天性代谢异常患儿分娩史;⑨夫妇之一是 X 连锁遗传病患者或致病基因携带者,或有 X 连锁遗传病家族史;⑩家族中有或曾分娩单基因病患者或携带者。

2. 产前诊断方法　产前诊断方法可分为三类五个水平。

（1）形态学水平检查:采用特殊仪器检查胎儿是否有畸形,如用 X 线照片或体表造影、B 型超声扫描间接观察,或胎儿镜下直接观察。

1）X 线检查主要用于检查 18 周以内胎儿骨骼先天畸形。但因 X 线对胎儿有一定影响,现已极少使用。

2）超声波检查是一项简便、对母体无痛无损伤的产前诊断方法。B 型超声波应用最广,利用超声波能作出的产前诊断或排除性诊断(表 11-1)。此外还可直接对胎心和胎动进行动态观察,并可摄像记录分析,亦可作胎盘定位,选择羊膜穿刺部位,可引导胎儿镜操作,采集绒毛和脐带血标本供实验室检查。

3）胎儿镜(fetoscope)又称羊膜腔镜或宫腔镜,是一种带有羊膜穿刺的双套管光导纤维内窥镜,能直接观察胎儿,可于妊娠 15~21 周进行操作。主要用于胎儿血的取样、活检和产前诊断,利用皮肤活检可诊断 8 种以上的遗传性皮肤病,也可对胎儿形态异常进行观察。此外,胎儿镜还可判定胎儿性别和对某些遗传病进行宫内治疗。由于 B 超的应用,此方法已少用。

表 11-1 可利用超声波检查作出产前诊断的疾病

部位/症状	疾病
1. 水肿	水肿胎;羊水过多或羊水过少
2. 脸和颈	肋裂囊;腭裂、唇裂;水囊状淋巴管瘤;眼距宽;小颌
3. 中枢神经系统	无脑畸形;脑膨出;全前脑无裂畸形;积水性无脑畸形;脑积水;脊髓膜膨出;小头畸形
4. 胸	先天性心脏病;肺腺囊肿样畸形;膈疝;胸膜积液;小胸腔
5. 腹	十二指肠闭锁;食管闭锁;腹裂畸形;脐膨出
6. 肾	多囊肾;肾发育不全;肾盂积水
7. 骨骼异常	无指(趾)畸形;缺指(趾);多指骨折;缺肢畸形
8. 骨骼发育不良	软发育不良;胸部发育不全窒息;前肢曲骨发育不良;磷酸酶过少症(幼儿型);脊柱后凸;成骨不全;短肋多指型(Saldino-Noonan);短肋多指型(Majewski);先天性脊柱骨髓发育不良;致死性发育不良;遗传性血小板减少症伴桡骨缺失

（2）采用母体血、尿等特殊检查，间接诊断胎儿先天性疾病:孕期少量胎儿血细胞、可扩散的代谢产物及蛋白质、酶,可通过胎盘进入母血循环,这是母血、尿可作某些疾病产前诊断的基础。如测定母血甲胎蛋白(AFP)诊断胎儿神经管畸形(NTD),测定孕妇尿甲基丙二酸诊断胎儿甲基丙二酸尿症。

3. 直接获取胎血、羊水或胎儿组织来诊断胎儿疾病

（1）羊膜穿刺术:羊膜穿刺(amniocentesis)亦称羊水取样(图 11-1)。抽取羊水最佳时间是妊娠 16~20 周。因为此时羊水量多、胎儿浮动,穿刺时进针容易,且不易伤及胎儿。羊水中有胎儿脱落细胞,经体外培养后,可进行染色体分析、酶和蛋白质检测、性染色质检查、提取 DNA 进行基因分析,也可不经培养,用微量技术作酶和蛋白质分析或直接提取 DNA 行基因诊断。

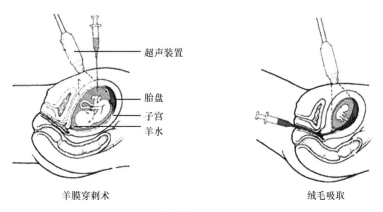

超声装置

胎盘

子宫

羊水

羊膜穿刺术   绒毛吸取

图 11-1 羊膜穿刺术和绒毛吸取

（2）绒毛吸取:绒毛可经宫颈部取样,最好在 B 超监视下进行。绒毛取样(chorionic villi aspiration sampling, CVS)(图 11-1)一般于妊娠 9~11 周时进行。绒毛枝经处理(与蜕膜严格分离)或经短期培养后进行染色体分析、酶和蛋白质检测和直接抽取 DNA 进行基因分析。

（3）脐带穿刺术(cordocentesis)经母腹抽取胎儿静脉血,可在 B 超引导下于孕中期、孕晚期(17~32 周)进行。这项技术在我国已远较国外普及,成功率高,也较安全。脐血可作染色体或血液学各种检查,亦可用于因羊水细胞培养失败,DNA 分析无法诊断而能用胎儿血浆或血细胞进行生化检测的疾病,或在错过绒毛和羊水取样时机下进行,这些情况下,可代替基因分析。

(4)孕妇外周血分离胎儿细胞:这是一项非创伤性产前诊断技术,并易于被孕妇接受。孕妇外周血中的胎儿细胞至少有 3 种,即滋养叶细胞、有核红细胞和淋巴细胞。目前许多学者都致力于解决胎儿细胞的识别、富集和如何排除母血的"污染"等。在孕妇外周血中的胎儿细胞数量虽然不多,但已有用单克隆抗体或以滋养叶细胞表面特异性抗原的抗体作为标记等来识别胎儿细胞。结合富集和纯化技术不断完善,如果方法能更加简便、经济,将可能在遗传病的预防中发挥作用。

(5)荧光原位杂交技术的应用:荧光原位杂交(fluorescence in situ hybrydization,FISH)是以荧光素标记取代同位素标记而形成的一种新的原位杂交方法。它利用已知碱基序列的非同位素标记探针,依据碱基配对原理,通过免疫细胞化学检测体系在组织切片、细胞间期细胞核或染色体等标本上进行 DNA 的定性、定位及定量分析,具有快速、安全、灵敏度高,特异性强等优点,不仅能显示染色体中期分裂象,还能显示间期核细胞。

传统的绒毛或羊水细胞遗传学诊断具有一些无法克服的局限性,如取材时间有限、培养耗时长、技术稳定性较差等,间期 FISH 技术能够较好地解决上述问题,可在孕 9 周之后任何时间进行取材,采用 13、18、21、X、Y 染色体特异性探针,应用间期绒毛细胞或羊水细胞进行 FISH 分析,不仅能够分析大量细胞以获得足够多信息,而且可于取材之后 24h 内获得结果,对胎儿非整倍体进行快速产前诊断。该法具有快速、简便、特异性强、敏感度高的优点,目前已广泛应用于产前诊断。

(6)植入前诊断:植入前诊断(preimplantation diagnosis)是利用显微操作技术和 DNA 扩增技术对植入前胚泡进行检测。获得植入前胚胎的主要方法主要有子宫冲洗和体外授精。植入前诊断的基本技术包括:①卵裂球的微活检:即从 2~8 个细胞期的胚胎细胞中分离出单个细胞进行检测;②胚胎的冻存:如果微活检技术快速,亦勿须冻存即可送回子宫;③卵裂球的培养:其目的在于得到更多的细胞,有利于诊断。目前已有用酶超微量分析测定次黄嘌呤鸟嘌呤磷酸核糖转化酶(HGPRT 诊断 Leach-Nyhan 综合征);用 PCR 技术作镰形细胞贫血、甲型血友病、性别检定、DMD、β-地中海贫血等单基因进行产前诊断,虽然目前仅有个别成功先例,操作难度大,还不能用于临床,但前景诱人。

以上三类检查方法,从形态学、染色体、酶学、代谢产物和基因五个水平进行产前诊断。本章就主要的几种产前诊断方法作一简介。

4. 常见先天性疾病的产前诊断 先天性疾病中,较常见的有染色体病、神经管缺陷和代谢性遗传病。临床上表现为发育畸形,胚胎或胎儿宫内死亡,导致流产、早产、死胎、死产或新生儿死亡。幸存者,表现不同的畸形、功能障碍、智力发育不全。如能对先天性疾病进行产前诊断,即可防止患儿出生,对家庭及社会均有极大好处。

(1)神经管缺陷的产前诊断:神经管缺陷(NTD)是指胎儿期神经管闭合障碍或闭合后因其他原因再度穿孔所致的一组中枢神经系统畸形,包括无脑畸形、开放脊柱裂及脑膨出等。我国 NTD 的发生率为 0.66‰~10.53‰,平均为 2.74‰,在我国出生缺陷顺位中占第一位,已被列为国家重点研究课题。

1)孕妇血 AFP 测定作为初步筛选,如孕妇血 AFP>同期正常孕妇水平 2 个标准差者,即再次复查,如仍明显升高者,作羊水 AFP 测定。

2)孕 16~20 周进行羊膜腔穿刺,测定羊水中 AFP 含量,如超过正常值 3~5 个标准差以上,NTD 的诊断即可成立。通过 AFP 测定,约 90% 的 NTD 可以得到确诊。

3）羊水乙酰胆碱酯酶（AChE）测定:AchE 由神经组织产生,NTD 时可渗透进入羊水中,致使羊水中 AchE 活性显著增高。此酶含量较稳定,不受孕期和胎血污染影响,且弥补羊水 AFP 测定的不足。

4）B 超检查:孕中期进行,无脑儿 B 超声像图特征是:①缺少头颅光环;②胎头部为"瘤结"状物代替;③"瘤结"上可见眼眶鼻骨;④"瘤结"后方可见脑膜囊;⑤常合并脊柱裂、羊水过多。

5）X 线腹部平片、羊膜腔碘油造影等检查亦可应用。但现较少采用。

（2）染色体病的产前诊断:染色体病胎儿多数发生流产,故只占出生总数的 5% 左右,但诊断率较高,占产前诊断出的病例中的 25%~50%。

诊断方法:早期绒毛直接制片、羊水细胞培养、孕妇血及胎儿血细胞等进行染色体核型分析,即可明确诊断。有条件单位,可用 DNA 重组、DNA 基因扩增（PCR）、基因分析等新技术诊断。

（3）代谢性遗传疾病的产前诊断:代谢性遗传病是由于染色体上的基因发生突变,造成酶的缺失或异常,由原基因控制的某种酶的催化过程不能正常进行,代谢过程发生紊乱和破坏,造成一些物质缺乏,另一些物质大量堆积,从而影响胎儿的代谢和发育。目前已发现 1000 多种代谢性遗传病,多数常染色体隐性遗传,少数为 X 连锁隐性遗传及常染色体显性遗传。

诊断方法:①孕妇血或尿检测特异性代谢产物,如测定尿中甲基丙二酸;②羊水分析,测定羊水中胎儿释放的异常代谢产物,如肾上腺性生殖器综合征可查 17 酮类固醇含量;③B 超指引下或胎儿镜下取胎儿血、绒毛细胞、羊水细胞培养等,测定酶或其他生化成分进行诊断。同样可采用 DNA 重组、DNA 扩增酶联聚合反应（PCR）等新技术(图 11-2)。

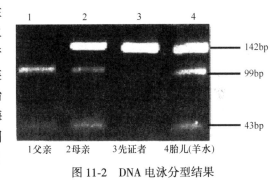

图 11-2　DNA 电泳分型结果

（二）临床典型病例分析与讨论

【临床病例 1】

孕妇,36 岁,孕 1 产 0,体重 57kg,孕 16 周 +5 天。家族史调查显示,本人与其丈夫非近亲婚配,双方表型及智力均无异常,自述无遗传病家族史,否认孕期有药物及不良环境接触史。行唐氏筛查,检查结果显示:Free-hCG（游离-β 亚基-促绒毛膜性腺激素）11.10ng/ml,MOM 值为 1.02(正常值是 0.25~2.5);hAFP（甲胎蛋白）24.9U/ml,MOM 值为 0.39(正常值是 0.7~2.5)。神经管缺陷（NED）风险筛查阴性。21-三体风险 1/470。18-三体风险 1/10 900。诊断结果为 21-三体综合征高危。该患者根据医生建议,于孕 18 周羊膜腔穿刺进行羊水染色体检查,G 显带核型分析,计数 30 个分裂象,分析 5 个,核型为:46,XY,der(14;21),(q10;q10),+21。

讨论：

（1）根据病例介绍，该孕妇所孕胎儿可确诊患有什么病？为哪种类型？

（2）哪类人群为生育该类型染色体病患儿的高危人群？其发病机制是什么？

（3）如果该夫妇打算生育第二胎，他们需进行哪些产前诊断？

【临床病例2】

孕妇，38 岁，孕 2 产 1，孕 15 周+2 天。曾于 8 年前生育一男孩，于 6 岁时因齿龈、舌、口腔、鼻经常出血，膝、踝、肘等部位常于轻微外伤后出现淤斑或出血不止现象而被确诊患有甲型血友病。家族史调查显示，本人与其丈夫非近亲婚配，该孕妇的一个哥哥曾患类似病症于 2 年前死亡，其他家庭成员未出现类似症状。因担心再次生育甲型血友病患儿，要求进行产前诊断。分别抽取该孕妇及其丈夫以及患病长子（先证者）外周血，提取 DNA。同时抽取该孕妇羊水 20ml，按常规方法提取 DNA。通过 PCR 体外扩增 DNA 和限制性片段长度多态性（restriction fragement length polymorphisms，RFLP）连锁分析技术进行基因诊断，通过特异性核酸内切酶 *Bcl* I 对扩增 DNA 进行酶切后。

讨论：

（1）通过该产前基因诊断结果是否可以判断该孕妇所孕胎儿患有甲型血友病？能否判定胎儿性别？

（2）甲型血友病是由于哪种蛋白质出现异常而导致的疾病？其遗传方式是什么？该孕妇每生育一次，其生育男孩和女孩患有甲型血友病的概率分别是多少？

（3）临床上还有哪些疾病可以采取类似的方法进行产前诊断？

（4）经产前诊断确诊患有甲型血友病的胎儿，如出生后是否可以采用基因治疗？

（三）染色体病的产前诊断方法及步骤

1. 羊水细胞培养及染色体标本制备　羊水细胞是从羊膜和胎儿身上脱落下来的，其中胎儿脱落细胞来源于胎儿的皮肤、消化道、呼吸道及泌尿生殖道上皮，一部分是有活力的细胞，可以进行培养和增殖，用于细胞遗传研究和产前诊断，大部分已经角化，失去分裂能力。因此欲进行染色体分析，必须经过体外培养，使细胞大量繁殖。

（1）实验器械及试剂

1）仪器设备：超净工作台、带有照相装置的光学显微镜、隔水式恒温培养箱或 CO_2 培养箱、恒温水浴箱、电热干燥箱、离心机、冰箱、分析天平（1/10 000）或电子天平、普通天平、高压蒸汽灭菌锅、小型真空泵、电吹风、pH 计、定时钟、秒表。

2）器材：G6 型玻璃漏斗（细菌滤器）、蒸馏水瓶、蒸馏水器、10ml 刻度离心管、10ml 培养瓶（或青霉素小瓶、带瓶塞）、2ml 注射器、吸管、滴管、烧杯、量筒、锥形瓶、试管架、三角烧瓶、染色缸、酒精灯、各种试剂瓶、载玻片、镊子、吸水纸、洗耳球、搪瓷盘、铝制饭盒、酒精棉球、碘酒棉球以及包布等。

3）试剂：RPMI-1640 培养液（含 10%～20% 小牛血清）、$NaHCO_3$、PHA、青霉素、链霉素、肝素溶液、秋水仙素或秋水仙胺、1mol/L HCl、双蒸水（ddH_2O）、0.075mol/L KCl、甲醇、冰醋酸、Giemsa 染液液、pH 6.8 的 PBS。

（2）试验方法

1）羊水采集及羊水细胞培养（图11-3）：①对有产前诊断指征的孕妇,常在妊娠16~20周,由有经验的妇产科医师操作,超声胎儿定位后,用配有21号长腰穿刺针头(带针芯)的20ml注射器,经腹壁行羊膜穿刺抽取羊水(均在无菌条件下进行),弃去最先抽取的1~2ml或留作AFP测定,以防母体细胞混杂,更换一支注射器取羊水15~20ml分装于两个带盖的无菌离心管中。登记受检者姓名、日期、标记号码等。②将抽取的羊水以1000r/min离心5min,用吸管弃去上清液,留下0.5~1.0ml上清液及细胞沉淀,用吸管吹打细胞成悬液。③将细胞悬液1ml接种到2~4ml培养瓶中。每瓶再加入已配好的TC199培养液2ml,塞紧瓶塞,放置于37℃培养箱中培养。④在37℃下静置培养4~5天,以免影响细胞的贴壁及生长。⑤培养至第5~6天时,在倒置显微镜下观察细胞贴壁及生长情况。如培养顺利可见聚集的或分散的梭形和椭圆形细胞;如培养条件不适宜,只能见少数形态不佳,含粗大颗粒的细胞;如尚未贴壁,加入1ml新鲜预温培养液继续培养2~3天。如细胞生长良好,一般培养1周即需换液,以后每隔2天换液1次。有贴壁细胞时,吸去旧培养液,换加预温的新培养液2ml,置37℃下继续培养。⑥隔天观察细胞生长情况,当细胞分裂旺盛时,可见多个圆形鼓起的细胞。此时可加入秋水仙素,使其最终浓度为0.05μg/ml,作用3~4h后这种圆形细胞增多(从此步起不需无菌操作),即可收获细胞制备染色体标本,一般培养2周左右收获细胞。⑦如细胞经数次换液后,仅见少数细胞集落,细胞数目不足以收获并制备染色体标本时,则可不加秋水仙素,而需要进行原瓶传代,即用滴管吸去培养液,加入0.25%胰酶Hank's液约0.5ml,静止4~5min。吸去胰酶液,加1~2ml培养液或小牛血清1ml冲洗贴附在培养瓶上的细胞后吸去,再加入培养液2~3ml,用弯头吸管吹打使细胞从瓶壁脱落并均匀分散,在37℃下继续培养。待有足够数量细胞及有丝分裂细胞时,再加秋水仙素以积累中期细胞制备染色体标本。

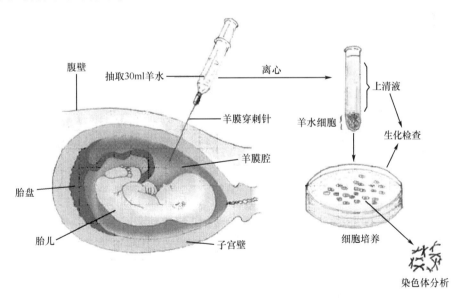

图11-3　羊水采集及羊水细胞培养

2）染色体标本的制作（图11-4）：①一般在培养的第7天,细胞即生长成"小岛",如不进行传代培养,第9~15天即可制备染色体标本,如经原瓶传代培养细胞生长旺盛,在贴壁细胞层的背景上出现圆形细胞时,可开始制备染色体标本。即可加入 10μg/ml 秋水仙素 0.01ml,使其终浓度为 0.05μg/ml,仍置 37℃ 下培养 2h。②收获细胞:吸出瓶内含有秋水仙素的培养液,移至一离心管中,加 0.25% 胰酶 Hank's 液 0.5ml 于有细胞的培养瓶内,摇动4~5min,吸出移到另一离心管中,再用第一个离心管内培养液洗瓶壁以便冲下残余的细胞,并入第 2 个离心管中。③常规制片 2~3 张,Giemsa 常规染色或 G 显带处理,镜检及染色体分析。

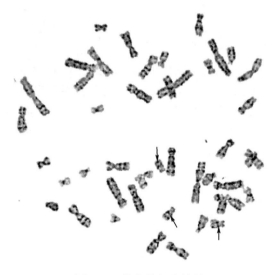

图 11-4　染色体标本结果

3) 注意事项:① 培养基 pH 以 6.8~6.9 为宜,pH 低于 6.4 或高于 7.0,细胞不易贴壁生长。②建议使用混合小牛血清,并在 −20℃ 低温保存。③培养过程必须严格遵守无菌操作规程,防止培养物被污染。④每一步操作都要轻,离心时间不能太长,速度不能太快。⑤直观羊水中混有血液的标本可提前 1 天换液。

2. 绒毛细胞培养及染色体标本制备方法　绒毛组织来源于胚胎组织,由于绒毛细胞分裂周期短,郎罕细胞(绒毛的滋养层细胞,cytotropholast)分裂象多,故可不经培养直接制备染色体标本。如对绒毛细胞培养后再进行染色体标本制备,则分裂象多,且染色体形态更好,所以,采集早期绒毛对胎儿的染色体核型进行分析可作出产前诊断,以便进行选择性流产,防止患儿的出生。

(1) 实验器械及试剂:同羊水细胞培养。

(2) 试验方法

1) 绒毛采集:一般在妊娠早期(40~50 天),对有产前诊断指征的孕妇,经妇产科医生检查确诊,了解子宫大小及确切位置,估计孕卵附着处,认真消毒阴道、宫颈。用无菌绒毛取样器(塑料管长 250~300mm,内径 2mm,末端套一个 20ml 注射器),依孕卵附着的方向轻轻插入宫腔(或在 B 型超声诊断仪的指示下操作),至稍觉有抵抗时,固定取样器,以 2~10ml 的负压抽取绒毛 20mg 左右。材料来源除上述盲吸外,也可取之于人工流产的绒毛组织。

2) 早孕绒毛细胞直接制备染色体:① 取绒毛 20mg(4~5 枝)置于培养皿中,加入预温的(37℃)内含 0.04μg/ml 的秋水仙素的 D-Hank's 液,反复冲洗,去除血污,挑选绒毛。可在低倍镜下确认并分离出绒毛枝。② 将挑选的绒毛放入培养皿,倒入含有 0.04μg/ml 秋水仙素的 RPMI-1640 培养液,37℃ 孵育 1h(此步骤也可以省去)。③ 将绒毛置于离心管或培养皿内,加入 37℃ 10% 柠檬酸钠溶液和等量 0.075mol/L KCl 溶液的混合低渗液 8ml(含有 0.04μg/ml 的秋水仙素)低渗 20min。④加入新配制的甲醇-冰醋酸(3∶1) 固定液 0.5ml,预固定 2min,轻轻混匀;吸弃上清液,再加入固定液 3～5ml。轻轻混匀后置室温下固定 20min,再重复固定一次;吸去固定液,加新配制的 60% 冰醋酸溶液 0.5～1ml 混匀,处理 1～3min,使细胞分散,可见绒毛枝周围出现混浊;加入甲醇 3～4ml 混匀,轻轻吹打绒毛枝数分钟,将较大的绒毛枝除去。⑤800r/min 离心 8～10min,弃去上清液,加入新配制固定液约 0.5ml,轻轻混匀,取 1～2 滴细胞悬液滴于清洁湿冷的玻片上,并在酒精灯上过火,使染色体伸展。⑥Giemsa 原液与磷酸缓冲液(pH 7.4) 按 1∶9 配成染色液,染色 5～20min,或作 G 显带处理;镜检及染色体分析。

3) 绒毛细胞的培养及染色体标本制作:绒毛具有复杂的生理功能,需要较高的培养条件才能良好的生长。绒毛培养方法很多,有基础培养基培养的长期培养法(2～3 周)、胰酶消化后培养法、剪碎后原位贴片培养法、剥皮贴片原位培养法和 Chang 氏培养基快速培养法等。这里仅介绍基础培养基的短期培养法:① 在无菌条件下取绒毛 10～20mg(2～5 枝) 放入培养皿中,用含有双抗的 37℃ RPMI-1640 培养液(pH 7.2) 冲洗 2～3 遍,在低倍镜下鉴定为绒毛后,用锐利的无菌眼科弯剪将其剪成糊状。②用弯头滴管将糊状绒毛组织浆轻轻滴在一垂直放置、瓶底已用 1ml 完全培养基润湿的小培养瓶中,滴时注意先滴在瓶壁上部再渐次向下,使完全培养基液体流下而绒毛组织得以贴壁,培养基总量不超过 2ml。③ 旋好瓶盖后仍将瓶垂直,立于 37℃ CO$_2$ 培养箱中 2～3h。轻轻翻转小瓶,使瓶壁绒毛组织在下方,培养 5 天后换液,每周换二次,新液量不超过 2ml,直至绒毛组织贴瓶长出细胞,再增加液量。④打散、消化制作染色体标本等步骤均同羊水细胞。

4) 注意事项:① 在显微镜下鉴定绒毛枝以及严格无菌操作是培养成功的关键。② 绒毛生长最适宜的 pH 为 7.4,高于 8.0 和低于 7.0 均不适于绒毛细胞生长。③ 对绒毛检查结果有异常应复查羊水或脐带血。

参 考 文 献

边旭明.2008.实用产前诊断学.北京:人民军医出版社.

南晓光,白海花.2007.细胞生物学与遗传学实验教程.呼和浩特:内蒙古人民出版社.

税青林.2012,医学遗传学.第二版.北京:科学出版社.

(党 洁 焦海燕)

附录　家兔常用急性实验操作训练

动物实验不仅是机能学研究的重要方法之一,也是基础医学教育的重要环节,只有熟练掌握常用的手术操作,才能成功复制出与人类疾病相似的动物模型,为掌握和探索医学知识打下坚实的基础。

本节将从家兔的捉拿、称重、麻醉、固定、剪毛以及颈、胸、腹、股部手术与插管等方面逐一进行详细介绍。

一、常用手术器械

小动物常用手术器械通常包括:20cm×30cm 的方盘 1 个,肾形盘 1 个,2ml、5ml、10ml、50ml 注射器各 1 具,6#、7#注射针头各 1 枚,手术刀 1 把,组织镊 1 个,直眼科镊 1 把,弯眼科镊 1 把,弯眼科剪 1 把,直眼科剪 1 把,弯止血钳 2 把,直止血钳 2 把,手术剪 2 把,弯手术剪 2 把,持针器 1 把,4/8 圆针 2 枚,动脉夹 2 个,气管插管 1 个,九号头皮针与输液装置一套,0# 与 4# 缝合线若干,乳突牵开器 1 个,30cm×30cm 纱布 4 块,连有医用三通的插管 4 根,"Y"字形输尿管插管 1 根。

二、家兔的捉拿、称重、麻醉、固定、剪毛

捉拿家兔的正确方法是:右手虎口朝向兔耳抓住颈背部皮肤并向上提起,左手随即托住家兔臀部。

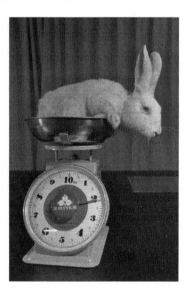

附图 1　称重

1. 称重　将家兔置于婴儿称的托盘中,准确读取重量(附图 1)。

2. 麻醉　实验采用 20% 的乌拉坦(氨基甲酸乙酯)溶液以每千克体重 5~6ml。经耳缘静脉(附图 2)缓慢注射,全麻(附图 3)。

3. 固定　首先取一根绑兔绳,对折后以左手拇指与食指捏住上 3/2,使绑兔绳在左手处形成一个环,将绑兔绳的一端在左手拇指与食指上绕一圈,反折后由此圈中掏出,拉紧后就形成了一个双活结。绑兔绳打结完成后,分别套在家兔的腕关节和踝关节上方并拉紧。然后将家兔仰卧位置于兔台上,双后肢绑兔绳分别固定在兔台两侧的固定柱上,双前肢绑兔绳在其背部交叉并分别压住对侧前肢后,再固定于兔台两侧的固定柱上,套好兔头夹并牢固固定在双凹夹上。将耳缘静脉穿刺针与静脉输液装置相连,并维持输液速度为每分钟 5~6 滴(附图 4)。

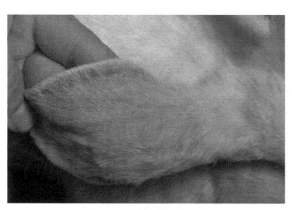

附图 2　耳缘静脉

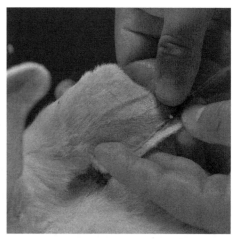

附图 3　耳缘静脉穿刺

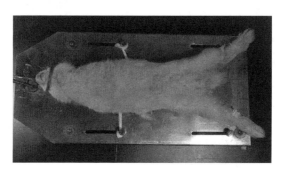

附图 4　背位固定

4. 剪毛　用剪手术剪剪除手术野处的兔毛,剪毛时不应将兔毛提起,以避免剪破皮肤,剪除范围应略大于皮肤切口。

三、颈、胸、腹、股部手术与插管

1. 颈部手术　颈部手术切口通常选择在颈正中、甲状软骨下起,长 5cm 左右,全层切开皮肤后,可见在颈中部位的两层肌肉。一层与气管平行,覆于气管上,为胸骨舌骨肌。其上又有一层肌肉呈 V 字形走行向左右两侧分开,此层为胸锁乳突肌。在气管表面钝性分离胸骨舌骨肌,暴露气管。

（1）气管分离与插管:剪开气管外膜、分离 1.5~2.0cm 长的气管,在其下方置 4# 单线后,于第五与第六环状软骨间横向剪开气管周径的一半,再向头侧横断第四、五软骨环,形成一个"⊥"形切口。向心方向插入气管插管 1.5cm,以

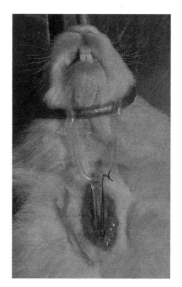

附图 5　气管插管并固定

预先备好的 4# 线结扎固定,再将结扎线固定于气管插管的分叉处(附图 5)。

（2）右侧颈外静脉分离：用左手拇指与食指提起右侧颈部皮肤，其余手指向上顶起组织，在胸锁乳突肌外缘可见由内、外颚静脉交汇成的颈外静脉，仔细分离约 2.5cm，并在其下方穿两条 0# 线备用（附图 6）。

（3）左侧颈总动脉分离：用组织镊轻轻夹住左侧的胸锁乳突肌，用血管钳在两层肌肉的交接处（即 V 形沟内）将它分开（注意，切勿在肌肉中分，以防出血）。在沟底部即可见到有搏动的颈总动鞘。用左手拇指与食指提起左侧皮肤与部分胸骨舌骨肌，其余手指向上顶起组织，在气管旁可见颈总动脉鞘，用血管钳仔细分离颈总动脉长 2～3cm，于其下方穿两条 0# 线备用。颈部手术完成后以湿生理盐水纱布覆盖颈部手术部位（附图 7）。

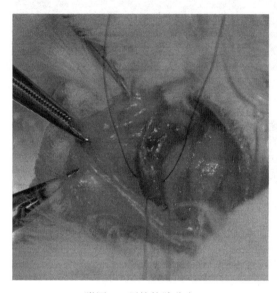
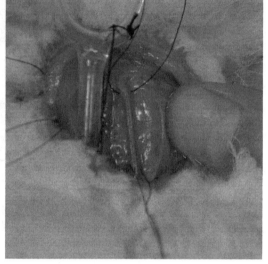

附图 6　颈外静脉分离　　　　　　　　　附图 7　颈总动脉分离

2. 胸部手术　在胸正中线上，自颈部手术切口向下延长，切透皮肤约 6cm，于第四肋骨表面近胸骨左缘处，做横向小切口，切透胸大、小肌，以长直血管钳紧贴胸骨左缘，全层钳夹胸大、小肌，并于血管钳的左缘剪断胸大、小肌，充分暴露肋骨与肋间肌，用弯血管钳，在第二肋骨和肋软骨交界的前缘垂直刺破肋间内外肌及壁层胸膜，斜向内前方走行，从第一肋软骨和胸骨交界处后缘穿出，夹住 4# 结扎线退出血管钳，牢固结扎，再从原刺入点刺入，斜向内下走行，从第二肋软骨下方穿过，于第二肋间隙紧靠胸骨左缘处中点穿出，夹住 4# 结扎线，退出血管钳，牢固结扎。用粗剪刀紧贴胸骨左缘，小心剪断 4、3、2 肋软骨和肋间内外肌，用乳突牵开器缓慢撑开胸部切口（不可过大，以免撕破壁层胸膜造成气胸），暴露心包。手术完成后以湿生理盐水纱布覆盖胸部手术创面（附图 8、附图 9）。

3. 腹部手术

（1）肝脏切除术：自剑突下 1cm 沿腹正中线向尾侧端纵行切开皮肤 4～5cm，沿腹白线纵行切开腹直肌鞘，暴露肝脏及腹内容物。切断肝镰状韧带和肝胃韧带，以右手食指、中指夹持棉绳沿肝左外叶、左中叶、右中叶和方叶的跟部围绕一周并结扎，以阻断大部分的肝血流，并用手术剪将所结扎的肝叶逐叶剪除，造成家兔急性肝功能不全（附图 10）。

（2）十二指肠插管术：沿幽门向下找出十二指肠，将细塑料管于十二指肠降部前壁插入肠腔，做荷包缝后将细塑料管向十二指肠远端方向插入约 5cm 并固定，将肠管送回腹腔，插管的另一端置于腹腔外，用皮钳关闭腹腔（附图 11）。

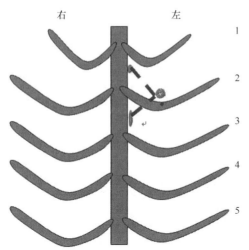

右　　　　　左

附图 8　"V"字形结扎示意图

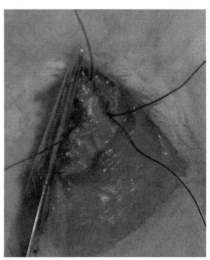

附图 9　"V"字形结扎

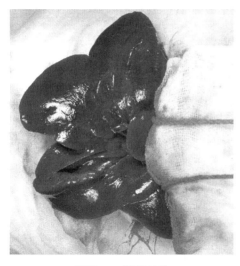

附图 10　肝脏结扎

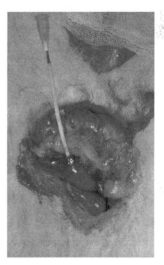

附图 11　十二指肠插管

（3）输尿管插管术：在耻骨联合上 4cm 处沿腹白线向下做 3cm 长皮肤切口，以温生理盐水纱布保护后，将膀胱牵拉出腹腔，于膀胱三角处找出两侧输尿管，各分离 1.5~2cm，分别结扎远心端后，向心方向插入充有生理盐水的输尿管插管，将输尿管插管末端与尿液记滴器相连，可记录单位时间尿量，亦可做膀胱插管记录尿滴（附图 12）。

（4）暴露小肠系膜：在左中腹腹直肌旁做 6cm 纵行的切口，钝性分离肌肉，打开腹腔后，将卵圆钳衬以湿的盐水纱布伸入左下腹侧（紧贴前腹壁），钳出 8~12cm 的回肠祥，轻轻拉出腹腔，以温生理盐水纱布保护，平铺于微循环灌流盒观察台上，盒内以 38℃任氏溶液恒温灌流，然后将兔肠系膜灌流盒固定于显微镜载物台上（附图 13）。

4. 股部手术　在股三角区（骨三角区上界为鼠蹊韧带，内界为缝匠肌，外界为内收长肌）鼠蹊韧带（相当人腹股沟韧带）中点下方 1cm 股动脉搏动处，沿动脉走行方向切开皮肤长约 4cm，钝性分离股血管神经鞘后，即可见到白色的股神经位于外侧，暗红色的股静脉位于内侧，股动脉位其中间偏背侧，分离股动脉长约 2cm，置 2 根 0# 线备用。手术完成后以湿生理盐水纱布覆盖股部手术创面（附图 14）。

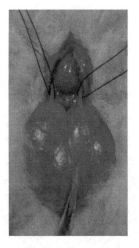
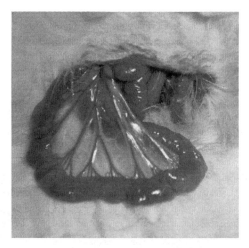

附图 12　输尿管分离　　　　　　　　附图 13　暴露小肠系膜

5. 肝素化　以 0.5% 的肝素溶液按每千克体重 2ml 计算,通过耳缘静脉穿刺针的三通处,注入肝素溶液,使家兔全身肝素化。

6. 血管插管术

（1）左颈总动脉插管:首先结扎动脉的远心端,用动脉夹夹闭近心端形成一个约 2.5cm 的盲管,提起远心端结扎线,将左手食指置于该段血管的下方,在靠近结扎线处用眼科剪垂直剪开动脉周径的一半,将预先充满 0.5% 肝素溶液,连有压力换能器的动脉插管,插入左侧颈总动脉,以另一根备用线打结、固定后,去除动脉夹,打开三通开关,使动脉插管与压力换能器相通,以 BL-420 生物机能实验系统测量、记录血压(附图 15)。

（2）右颈外静脉插管:调整中心静脉压测定装置,使其"0"点与家兔右心房处在同一个水平,向装置的玻璃管中注入生理盐水,令整个管道充满生理盐水后,用血管钳夹闭软管备用。插管前,先用动脉夹夹闭颈外静脉近心端,待静脉充盈后再用结扎线结扎远心端,在靠近结扎线处用眼科剪垂直剪开静脉周径的一半,向心方向插入插管并松开动脉夹和血管钳,继续向心方向插入约 5cm,直到装置的液面随家兔呼吸运动上下波动为止,用结扎线固定插管,测定中心静脉压(附图 15)。

（3）股动脉插管:方法同颈总动脉插管。

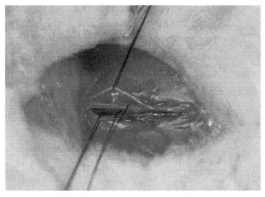
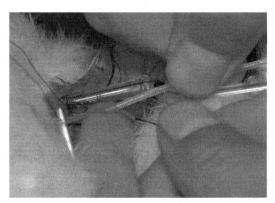

附图 14　股三角区血管、神经　　　　　　　附图 15　颈总动脉插管

（李桂忠　徐　华　曹　军）